Marie-Amélie Laigneau

Effets néonataux sur la TA d'une exposition in utero à la nifedipine

Marie-Amélie Laigneau

Effets néonataux sur la TA d'une exposition in utero à la nifedipine

Effets sur la tension artérielle néonatale d'une exposition in utero à la nifédipine utilisée comme tocolytique

Presses Académiques Francophones

Imprint
Any brand names and product names mentioned in this book are subject to trademark, brand or patent protection and are trademarks or registered trademarks of their respective holders. The use of brand names, product names, common names, trade names, product descriptions etc. even without a particular marking in this work is in no way to be construed to mean that such names may be regarded as unrestricted in respect of trademark and brand protection legislation and could thus be used by anyone.

Cover image: www.ingimage.com

Publisher:
Presses Académiques Francophones
is a trademark of
International Book Market Service Ltd., member of OmniScriptum Publishing Group
17 Meldrum Street, Beau Bassin 71504, Mauritius

Printed at: see last page
ISBN: 978-3-8416-2614-1

Zugl. / Agréé par: Université de Rennes 1, 2011.

Copyright © Marie-Amélie Laigneau
Copyright © 2015 International Book Market Service Ltd., member of OmniScriptum Publishing Group
All rights reserved. Beau Bassin 2015

FACULTE DE PHARMACIE
CORPS ENSEIGNANT
Année universitaire 2010-2011

Madame le Professeur ACAR Liliane
Monsieur le Professeur BOUSTIE Joël
Madame le Professeur BURGOT Gwenola
Monsieur le Professeur CILLARD Pierre
Madame le Professeur CILLARD Josiane
Monsieur le Professeur CORMIER Michel
Monsieur le Professeur DEUNFF Jean
Monsieur le Professeur DONNIO Pierre Yves
Monsieur le Professeur FARDEL Olivier
Monsieur le Professeur FELDEN Brice
Madame le Professeur GOUGEON Anne
Monsieur le Professeur GUILLOUZO André
Monsieur le Professeur LAGENTE Vincent
Monsieur le Professeur LE CORRE Pascal
Monsieur le Professeur LEGRAND Alain
Madame le Professeur MOREL Isabelle
Monsieur le Professeur SADO Pierre
Madame le Professeur SERGENT Odile
Monsieur le Professeur URIAC Philippe
Monsieur le Professeur VAN DE WEGHE Pierre
Monsieur le Professeur VERNHET Laurent

Madame le Professeur émérite GENETET Noëlle

Monsieur le Professeur associé BUREAU Loïc
Monsieur le Professeur associé DAVOUST Noëlle

Madame ABASQ-PAOFAI Marie-Laurence, Maître de Conférences
Madame ANINAT Caroline, Maître de Conférences
Madame BOUSARGHIN Latifa, Maître de Conférences
Madame BUNETEL Laurence, Maître de Conférences
Madame CHOLLET-KRUGLER Marylène, Maître de Conférences
Monsieur COLLIN Xavier, Maître de Conférences
Monsieur CORBEL Jean-Charles, Maître de Conférences
Madame DAVID Michèle, Maître de Conférences
Monsieur DELALANDE Olivier, Maître de Conférences
Monsieur DOLLO Gilles, Maître de Conférences
Monsieur FAILI Ahmad, Maître de Conférences
Monsieur GILOT David, Maître de Conférences
Monsieur GOUAULT Nicolas, Maître de Conférences
Madame GUILLER Annie , Maître de Conférences
Monsieur HANNOUCHE Nabil, Maître de Conférences
Monsieur HITTI Eric, Maître de Conférences
Monsieur JEAN Mickaël, Maître de Conférences
Madame LAGENTE Elisabeth, Maître de Conférences
Madame LECUREUR Valérie, Maître de Conférences
Monsieur LE FERREC Eric, Maître de Conférences
Madame LE FLOCH Marie, Maître de Conférences
Madame LE PABIC Hélène, Maître de Conférences
Madame LEGOUIN-GARGADENNEC Béatrice, Maître de Conférences
Madame LOHEZIC-LE DEVEHAT Françoise, Maître de Conférences
Madame MARTIN-CHOULY Corinne, Maître de Conférences
Monsieur MINET Jacques, Maître de Conférences
Madame MOURET-PLEIBER Liza, Maître de Conférences
Madame NOURY Fanny, Maître de Conférences
Madame OLLIVIER Christine, Maître de Conférences
Monsieur PODECHARD Normand, Maître de Conférences
Monsieur RENAULT Jacques, Maître de Conférences
Madame ROUILLON Astrid, Maître de Conférences
Madame SPARFEL-BERLIVET Lydie, Maître de Conférences
Madame TOMASI Sophie, Maître de Conférences

Madame LABORIE Hélène, Attaché temporaire d'enseignement et de recherche
Monsieur LE JEUNE André, Attaché temporaire d'enseignement et de recherche
Madame CAMBERLEIN Emilie, Attaché temporaire d'enseignement et de recherche
Madame BRANDHONNEUR Nolwenn, Attaché temporaire d'enseignement et de recherche

REMERCIEMENTS

À Madame Burgot,
Vous me faites un grand honneur en acceptant de juger mon travail et de présider ce jury de thèse. Merci pour l'accueil que vous m'avez réservé dans votre service au début de mon internat. Je vous remercie également pour l'approbation que vous m'avez accordée à traiter ce sujet et veuillez accepter l'expression de ma respectueuse considération.

À Ema Ferreira,
Merci pour ton encadrement dans ce travail, pour l'aide précieuse que tu m'as apportée tout au long de la rédaction, pour tes rapides et patientes relectures, tes corrections avisées et tes encouragements. Merci pour la confiance que tu m'as accordée dans les différents projets qui m'ont été confiés. Merci aussi pour l'accueil chaleureux reçu au sein de l'équipe mère-enfant de l'hôpital Sainte-Justine.

À Élisabeth Polard,
Merci pour ton amitié, ta passion communicative pour ton métier, tes nombreux conseils sur mon orientation professionnelle et le temps que tu m'as consacré. Merci d'avoir accepté de faire partie de ce jury, je suis heureuse de pouvoir partager ce travail avec toi.

Au Docteur Pierre Bétrémieux,
Vous avez accepté de faire partie de ce jury, veuillez trouver ici l'expression de mes remerciements les plus sincères.

Aux pharmaciens que j'ai eu la chance de côtoyer tout au long de mon internat,
En France comme au Québec, qui m'ont communiqué leur passion pour leur métier, leur dynamisme et m'ont aidé à me construire professionnellement : Claire, Fabienne, Élisabeth, Catherine, Anne, Sabrina, Sophie, Madame Julien, Monsieur Bertrand, Jean-François, Ema, Marie-Sophie, Caroline, Josiane, Andréanne.

À mes parents, mes grands-parents, à Jean-François et Eliza, Olivier, Emmanuel et Fanny, je suis consciente de la chance immense que j'ai de vous avoir. Au bonheur de vous retrouver toujours plus souvent.

À mes amis qui sont plus chers que je ne saurais le dire, Leila, Sylvain, Hervé, Enguerran & Eva, Lena & Peter, sans oublier Ana et Emily que j'ai grand plaisir à voir grandir, merci pour votre amitié sans faille malgré la distance, votre soutien depuis tant d'années, je suis si fière de ce que nous sommes devenus! À tout ce que vous m'apportez.

À Caro, ma petite sœur, merci pour ton attention, ta délicatesse, ta disponibilité et tous les moments passés ensemble, et à Théo qui nous comprend si bien!

À Véro, merci pour ton affection, ton soutien et ton écoute. À nos retrouvailles prochaines en Bretagne!

À Anne et Vincent, merci pour votre gentillesse, votre humour et la confiance que vous m'avez témoignée en me demandant d'être la marraine de Clémence, c'est un bonheur de faire ainsi partie de votre famille!

À tous les amis dont j'ai fait la connaissance pendant ces belles années d'internat, puissions nous encore vivre d'aussi beaux moments ensemble à l'avenir : Corinne, Julien, Julien, Juliette, Olivier, Sam et Alban, Aurélie, Benoit, David. Au plaisir de vous retrouver bientôt à Rennes!

Un merci tout particulier à Marie et Solène pour le quotidien rennais et les voyages partagés. Merci les filles pour nos rires, nos discussions sans fin. À tous les moments partagés et aux nombreux à venir.

À toutes les amitiés nouées au Québec, Sophie, Marie-Christine, Émilie et Nicolas, Arnaud, Joséphine, Emmanuelle et Julien, Sophie, Estelle, quelle belle année ce fut avec vous tous, vivement les retrouvailles en France, au Canada ou ailleurs!

À tous les amis de fac, comme ces années sont vite passées! À Cécile sans qui les périodes de révision n'auraient pas eu ce charme inégalable et à Guillaume.

À toutes les équipes qui m'ont intégré le temps d'un stage, à tous mes co-internes.

SOMMAIRE

REMERCIEMENTS 4
SOMMAIRE 7
TABLEAUX 9
    FIGURES 10
ANNEXES 10
LISTE DES ABRÉVIATIONS 10
INTRODUCTION 11
PREMIÈRE PARTIE : CONTEXTE ET REVUE DE LA LITTÉRATURE SCIENTIFIQUE 12
1. CONTEXTE 13
    1. 1 TRAVAIL PRÉTERME 13
        1. 1. 1 Stratégies de traitement du travail préterme 13
        1. 1. 2 Objectifs de la tocolyse 14
    1. 2 AGENTS UTILISÉS EN TOCOLYSE 14
    1. 3 PROTOCOLES AU CHU SAINTE-JUSTINE 16
2. REVUE DE LA LITTÉRATURE SCIENTIFIQUE : NIFÉDIPINE ET HYPOTENSION NÉONATALE 19
    2. 1 LA NIFEDIPINE : MECANISME D'ACTION, INDICATIONS ET EFFETS INDESIRABLES 19
        2. 1. 1 Pharmacocinétique des différentes formes galéniques 20
        2. 1. 2 Particularités de la pharmacocinétique des médicaments chez le nouveau-né 21
        2. 1. 3 Pharmacocinétique de la nifédipine chez l'enfant 21
        2. 1. 4 Passage placentaire 21
        2. 1. 5 Effets néonataux de l'exposition in utero à la nifédipine comme tocolytique 22
    2. 2 L'HYPOTENSION CHEZ LES PRÉMATURÉS 25
        2. 2. 1 Définition 25
        2. 2. 2 Physiologie de l'hypotension 26
        2. 2. 3 Traitement de l'hypotension 26
        2. 2. 4 Effets néonataux de l'hypotension 27
DEUXIÈME PARTIE : ÉTUDE RÉALISÉE AU CHU SAINTE-JUSTINE 29
3. ÉTUDE RÉALISÉE AU CHU SAINTE-JUSTINE 30
    3. 1 OBJECTIFS DE LA RECHERCHE 30
        3. 1. 1 Hypothèse de recherche 30
        3. 1. 2 Objectif principal 30
        3. 1. 3 Objectifs secondaires 30
    3. 2 POPULATION ET MÉTHODOLOGIE 30
        3. 2. 1 Type d'étude 30
        3. 2. 2 Étapes de mise en place de l'étude 31
        3. 2. 3 Définition de la population à l'étude 31
        3. 2. 4 Mode de sélection des sujets 31
            ➢   *Critères d'inclusion 31*
            ➢   *Critères d'exclusion 32*
        3. 2. 5 Justification 32
        3. 2. 6 Étapes du recrutement et collecte des données 33
        3. 2. 7 Variables étudiées 33
            ➢   *Variables dépendantes 33*

- ➢ *Variables indépendantes* 34
- ➢ *Covariables ou variables potentiellement confondantes* 35
- *3. 2. 8 Analyse statistique* 35
- ➢ *Puissance et taille de l'échantillon* 36
- ➢ *Variables confondantes* 36
- ➢ *Statistiques descriptives* 36
- *3. 2. 9 Considérations éthiques* 37

4. RÉSULTATS 38

4. 1 OBJECTIF PRIMAIRE : ÉVALUATION DE LA TAM ENTRE LES ENFANTS EXPOSÉS ET NON EXPOSÉS 38
- *4. 1. 1 Inclusions* 38
- *4. 1. 2 Évaluation de la TAM à 2 heures de vie* 39
- *4. 1. 3 Évaluation de la TAM pour un délai d'exposition > 72 heures* 40
- *4. 1. 4 Délais entre l'administration de nifédipine et l'accouchement* 41
- *4. 1. 5 Représentation graphique des tensions artérielles moyennes* 43
- *4. 1. 6 Comparaison des caractéristiques néonatales entre les enfants exposés et non exposés en fonction de l'âge gestationnel à la naissance* 45
- *4. 1. 7 Gestion des variables confondantes* 49
- *4. 1. 8 Caractéristiques maternelles* 49

4. 2 OBJECTIF SECONDAIRE 1: ÉVALUATION DES LIEUX ET DURÉES D'HOSPITALISATION 51
4. 3 OBJECTIF SECONDAIRE 2 : ÉVALUATION DES COMPLICATIONS DE NAISSANCE 52
4. 4 OBJECTIF SECONDAIRE 3: PROPORTIONS D'ENFANTS HYPOTENDUS DANS LES GROUPES EXPOSÉ ET NON EXPOSÉ 53
4. 5 OBJECTIF SECONDAIRE 4: COMPARAISON DES PROTOCOLES IR ET XL 56
- *4. 5. 1 Inclusions* 56
- *4. 5. 2 Évaluation de la TAM à 2 heures de vie* 57
- *4. 5. 3 Représentation graphique des TAM en fonction des AG* 58
- *4. 5. 4 Caractéristiques néonatales des protocoles IR vs XL* 58
- *4. 5. 5 Complications néonatales* 63
- *4. 5. 6 Gestion des données confondantes* 63
- *4. 5. 7 Caractéristiques maternelles des protocoles IR vs XL* 64
- *4. 5. 8 Proportion d'hypotensions* 66

5. DISCUSSION 69
5. 1 OBJECTIFS PRIMAIRES ET SECONDAIRES 69
5. 2 FORCES DE L'ÉTUDE 76
5. 3 LIMITES DE L'ÉTUDE 77

CONCLUSION 79

BIBLIOGRAPHIE 86

TABLEAUX

Tableau 1: Pharmacocinétique de la nifédipine à libération immédiate et prolongée 20

Tableau 2 : Caractéristiques néonatales (groupe exposé vs non exposé) 39

Tableau 3 : Comparaison des TAM entre les enfants nés moins de 72h ou plus de 72h après exposition à la nifédipine 41

Tableau 4 : Délais entre la prise de nifédipine et l'accouchement 42

Tableau 5 : Répartition des enfants exposés et non exposés selon l'âge gestationnel 44

Tableau 6 : Caractéristiques néonatales, AG < 28 $^{0/7}$ 45

Tableau 7 : Caractéristiques néonatales, 28 $^{0/7}$ ≤ AG ≤ 31 $^{6/7}$ 47

Tableau 8 : Caractéristiques néonatales, 32 $^{0/7}$ ≤ AG ≤ 35 $^{6/7}$ 48

Tableau 9 : Caractéristiques maternelles exposés vs non exposés 50

Tableau 10 : Complications néonatales entre les enfants exposés et non exposés 52

Tableau 11 : Proportion d'enfants hypotendus (TAM < AG à la naissance) 53

Tableau 12 : Proportion d'enfants hypotendus (TAM < 30 mm Hg) 53

Tableau 13 : Proportion d'enfants hypotendus (TAM déterminée selon âge post-naissance et le poids) 54

Tableau 14 : Proportion d'enfants hypotendus de moins de 1500 g (TAM déterminée selon âge post-naissance et le poids) 55

Tableau 15 : Caractéristiques néonatales (protocole IR vs XL) 57

Tableau 16 : Répartition des enfants dans chaque protocole selon l'âge gestationnel 59

Tableau 17 : Caractéristiques néonatales, AG < 28 $^{0/7}$ 60

Tableau 18 : Caractéristiques néonatales, 28 $^{0/7}$ ≤ AG ≤ 31 $^{5/7}$ 61

Tableau 19 : Caractéristiques néonatales, 32 $^{0/7}$ ≤ AG ≤ 35 $^{6/7}$ 62

Tableau 20 : Complications néonatales selon les protocoles utilisés 63

Tableau 21 : Caractéristiques maternelles (IR vs XL) 65

Tableau 22 : Proportion d'enfants hypotendus (TAM < âge gestationnel) 67

Tableau 23 : Proportion d'enfants hypotendus (TAM < 30 mm Hg) 67

Tableau 24 : Proportion d'enfants hypotendus (TAM déterminée selon âge post-naissance et le poids) 68

Tableau 25 : Proportion d'enfants hypotendus de moins de 1500 g (TAM déterminée selon âge post-naissance et le poids) 68

FIGURES

Figure 1 : Schéma des protocoles de tocolyse utilisés au CHU Sainte-Justine 18
Figure 2 : Délais avant accouchement dans les groupes exposés et non exposés 43
Figure 3 : Répartition des TAM en fonction de l'AG 44
Figure 4 : Répartition des TAM selon l'AG de naissance en fonction des protocoles 58

ANNEXES

Annexe 1 : Ancien protocole de tocolyse du CHU Sainte-Justine 80
Annexe 2 : Nouveau protocole de tocolyse du CHU Sainte-Justine 82
Annexe 3 : Abaques de Cunningham pour la détermination de la tension artérielle des nouveau-nés en fonction de l'AG et du nombre de jours de vie 84
Annexe 4 : Feuille de collecte des données 85

LISTE DES ABRÉVIATIONS

AG = Âge gestationnel

BM = Bétaméthasone

FADM = Feuille d'administration des médicaments

IR = Nifédipine à liberation immédiate (Immediate Release)

MAP = Mean Arterial Pressure

TA = Tension Artérielle

TAM = Tension Artérielle Moyenne

XL = Forme de nifédipine à libération prolongée

INTRODUCTION

Au Canada et en Europe, les naissances prématurées surviennent respectivement dans 8,2 et 6,2% des cas alors qu'aux États-Unis on en dénombre actuellement 13 millions chaque année, soit 12% des naissances (1-3). Ces taux sont assez proches de ceux retrouvés dans les pays en voie de développement et sont en constante augmentation (1, 2, 4). Les naissances prématurées sont responsables de 75 à 90% des décès en néonatalogie non liées à des anomalies congénitales et de 50% des troubles neurologiques infantiles (4, 5).

De plus, les dépenses de santé en frais d'hospitalisation initiale et de ré-hospitalisation au cours de la première année de vie ainsi que la prise en charge des complications liées à la prématurité peuvent atteindre 26 milliards de dollars annuels aux États-Unis et 8 milliards de dollars annuels au Canada (2, 4, 6). Les naissances prématurées sont en effet impliquées dans la survenue de complications néonatales notamment les syndromes de détresse respiratoire, les entérocolites nécrosantes, les hémorragies intraventriculaires, la persistance du canal artériel et les troubles neurologiques de développement (4, 7).

Face à ces risques, des protocoles de tocolyse existent au sein des centres hospitaliers afin de réduire la survenue des naissances prématurées en diminuant les contractions utérines prématurées, notamment grâce à l'utilisation de la nifédipine.

L'étude que nous avons réalisée au sein du CHU Sainte-Justine a pour but d'évaluer la tolérance néonatale de la nifédipine administrée *in utero*, plus particulièrement ses effets sur la tension artérielle. Il s'agit de la première étude portant sur les effets de la nifédipine sur la tension artérielle des nouveau-nés.

Dans une première partie, une revue de la documentation scientifique portant sur l'utilisation de la nifédipine comme tocolytique et sur les effets néonataux d'une hypotension sera présentée. Dans une seconde partie, nous exposerons la mise en place de l'étude ainsi que les résultats obtenus au CHU Sainte-Justine.

PREMIÈRE PARTIE : CONTEXTE ET REVUE DE LA LITTÉRATURE SCIENTIFIQUE

1. CONTEXTE

1.1 Travail préterme

On considère qu'une naissance est prématurée lorsqu'elle survient avant 36 semaines de grossesse en France et avant 37 semaines au Canada (2, 7, 8). Le travail préterme, qui survient entre 22 et 36 semaines d'aménorrhée, se caractérise par l'association de modifications cervicales et contractions utérines régulières et douloureuses qui conduiront à l'accouchement prématuré en l'absence d'intervention médicale (9).

Différents facteurs de risque ont été associés à un travail préterme : les infections urinaires et génitales, les ethnies non caucasiennes, les grossesses multiples, l'âge inférieur à 18 ans, le tabagisme, la consommation excessive d'alcool et de drogues, la dépression, une grossesse antérieure rapprochée, les faibles poids maternels avant la grossesse, la survenue de saignements au second trimestre et les antécédents de naissance prématurée (8). L'augmentation croissante du nombre de naissances prématurées observée actuellement peut s'expliquer en partie par le plus grand nombre de naissances multiples, la survenue de grossesses plus tardives chez les femmes grâce au développement de techniques de reproduction assistée et l'évolution des pratiques cliniques, notamment la pratique fréquente de césariennes (2, 3).

1.1.1 Stratégies de traitement du travail préterme

Afin de diminuer les taux de prématurité, plusieurs stratégies ont été évaluées. On favorise tout d'abord la mise au repos avec alitement de la patiente, qui peuvent diminuer les contractions, ainsi que son admission dans une structure de soins spécialisés (9). On peut aussi considérer le cerclage si le col cervical est court. On peut également traiter les infections lorsque les membranes sont rompues puisque l'infection est une des étiologies du travail préterme (9). Enfin, puisque le signe le plus caractéristique correspond à la survenue de contractions, on envisage l'administration de médicaments inhibant les contractions utérines appelés tocolytiques (6, 10, 11).

1. 1. 2 Objectifs de la tocolyse

Lorsque des femmes enceintes présentent un travail préterme avec un risque d'accouchement prématuré avant 34 semaines d'aménorrhée, elles reçoivent, si indiqué, une administration de corticoïdes afin de favoriser la maturation pulmonaire foetale ainsi que des tocolytiques (4, 10). L'objectif est de retarder suffisamment la survenue de l'accouchement pour permettre aux corticoïdes d'accélérer la maturation pulmonaire foetale et pour transférer, si nécessaire, la patiente dans un centre de soin tertiaire équipé pour la prise en charge de prématurés (4, 6). L'injection intramusculaire de bétaméthasone à raison d'une cure de 12 mg par jour deux jours consécutifs ou l'administration intramusculaire de dexaméthasone 6 mg toutes les 12 heures à raison de 4 doses totales permet de réduire la mortalité périnatale ainsi que l'incidence et la sévérité de syndromes de détresse respiratoire, les entérocolites nécrosantes, les hémorragies intraventriculaires, les infections systémiques et les retards de développement (10).

1. 2 Agents utilisés en tocolyse

Plusieurs traitements tocolytiques, dont certains ont d'ores et déjà été abandonnés, ont été utilisés afin d'espacer voire d'arrêter les contractions. Leur utilisation varie d'un pays à l'autre non seulement en fonction de leur disponibilité sur le marché mais aussi des pratiques locales. La plupart des molécules n'ont pas d'indication dans la tocolyse.
Certains médicaments n'ont pas fait la preuve de leur efficacité versus placebo, c'est notamment le cas des donneurs de monoxyde d'azote (9).

Les bétamimétiques, notamment la ritodrine (retirée du marché mondial en 2002), la terbutaline et le salbutamol, ne sont presque plus utilisés comme tocolytiques du fait de leur grand nombre d'effets indésirables maternels (11). Ils permettent de réduire le risque d'accouchement de 48h (11); toutefois il n'a pas été prouvé que ce délai suffisait à améliorer les issues néonatales (12). Leurs effets indésirables résultent de leur activité sur les récepteurs béta-1, pouvant se manifester par des tachycardies, des hypotensions et des perturbations électrolytiques, voire des oedèmes pulmonaires pouvant entraîner la mort (11). Une mise en garde de la FDA en février 2011 alertait d'ailleurs les prescripteurs sur les risques liés à l'utilisation de la terbutaline comme tocolytique suite à de nombreux effets indésirables maternels (hyperglycémie, hypokaliémie, tachycardie, arythmies cardiaques, oedèmes pulmonaires et ischémies myocardiques) (13).

Le sulfate de magnésium a longuement été utilisé bien qu'il n'ait pas fait la preuve de son efficacité en tant que tocolytique dans des études contrôlées contre d'autres tocolytiques ou contre placebo (10, 13). De plus, son utilisation pourrait être associée à une augmentation des complications fœtales, néonatales, et de mortalité infantile (12). Une augmentation des complications maternelles a été observée avec le sulfate de magnésium sans que celle-ci soit significative (14). Une dose trop élevée est susceptible d'entraîner des complications maternelles sévères, notamment des dépressions respiratoires et des arrêts cardiaques (14).

L'indométhacine, un anti-inflammatoire non stéroïdien (AINS), quant à elle, s'est montrée aussi efficace que le placebo dans la prolongation de grossesse mais une inquiétude persiste puisque le médicament est susceptible d'entraîner une fermeture prématurée du canal artériel chez les fœtus, ce qui est moins fréquent si l'administration a lieu avant 32 semaines de grossesse (11). On préfère réserver les AINS à des cas particulièrement sévères, à des menaces d'accouchement prématuré particulièrement précoces ou à des cas de non réponse aux autres traitements (9).

L'atosiban, commercialisé en Europe et aux États-unis, présente peu d'effets néfastes pour les fœtus et la mère et une grande affinité pour l'utérus mais il est plus compliqué à administrer et coûteux (11, 15). Son utilisation permet de prolonger la grossesse de 7 jours en moyenne et diminue le nombre de recours à un autre traitement tocolytique sans pour autant avoir été associé à une amélioration des issues néonatales (12). En comparaison avec les bétamimétiques, l'atosiban a été associé à un taux plus important d'enfants de petits poids de naissance sans différence au niveau des taux de mortalité et de morbidité néonataux et un meilleur profil de tolérance maternelle (6). Une étude versus placebo a trouvé un taux plus important de décès néonataux avec l'atosiban; il s'agissait cependant d'enfants nés à moins de 26 semaines, issus de grossesses multiples qui s'étaient retrouvés en plus grande quantité dans le bras atosiban que dans le bras placebo (6, 11). Dans une étude randomisée contrôlée comparant l'utilisation de nifédipine et d'atosiban en tocolyse, l'atosiban présentait moins d'effets indésirables maternels : 27% des femmes traitées par nifédipine présentaient des hypotensions alors qu'aucune n'en avait eu dans le groupe atosiban (16). De plus, dans le groupe nifédipine, 40% des femmes présentaient des effets indésirables (hypotensions, maux de tête, vertiges, palpitations et tachycardies) contre seulement 17,5% des femmes dans le groupe atosiban (maux de tête, vertiges, douleurs abdominales).

Enfin, les inhibiteurs des canaux calciques, essentiellement la nifédipine par voie orale, peuvent être utilisés comme tocolytiques (11). La nifédipine a montré une efficacité similaire aux bétamimétiques et un meilleur profil d'effets indésirables que le sulfate de magnésium et les bétamimétiques (5, 11, 17). Selon une revue Cochrane et une méta-analyse de 26 études, elle permet de prolonger la grossesse de 7 jours suivant l'initiation du traitement, de diminuer les risques d'accouchement avant 34 semaines et de diminuer la survenue de certaines issues néonatales parmi lesquelles les syndromes de détresse respiratoire, les hémorragies intraventriculaires, les entérocolites nécrosantes et les jaunisses comparés aux bétamimétiques (6, 10). Son efficacité n'a été évaluée qu'en comparaison avec d'autres tocolytiques, il n'existe pas d'études contre placebo (11, 18).

Selon plusieurs auteurs et cliniciens, la nifédipine est donc considérée comme le tocolytique de choix du fait de son efficacité potentielle, sa bonne tolérance, son faible coût et sa facilité d'administration.

1. 3 Protocoles au CHU Sainte-Justine

Un protocole de tocolyse à base de nifédipine courte action était utilisé depuis plusieurs années au CHU Sainte-Justine pour les femmes présentant des contractions prématurées entre 24 et 34 semaines de grossesse. Ce protocole était basé sur l'administration d'une dose de charge de 20 mg de nifédipine à courte durée d'action suivie vingt minutes plus tard d'une première puis d'une seconde dose de 10 mg. Si les contractions diminuaient ou cessaient à l'issue de l'administration de la dose de charge, la tocolyse pouvait être poursuivie 24 ou 48 heures à l'aide d'une capsule de 20 mg toutes les 8 heures (Annexe 1).

Au mois de juillet 2010, suite à une rupture sur le marché de la capsule molle de nifédipine 10 mg et 20 mg, le protocole a dû être modifié. Il restait une quantité importante de capsule 10 mg en stock, c'est pourquoi la dose de charge en capsule a pu être maintenue. Afin toutefois d'économiser le stock de capsules, il a été décidé de modifier le protocole de tocolyse total. Les capsules molles étaient seulement utilisées pour la dose de charge et les doses subséquentes étaient administrées avec une nouvelle forme galénique, la nifédipine 30 mg XL. Ces capsules sont revenues sur le marché quelques mois plus tard mais le nouveau protocole a été maintenu.

Le nouveau protocole utilisé au CHU Sainte-Justine est basé sur l'administration de nifédipine à raison d'une dose de charge de 20 mg à courte durée d'action suivie vingt minutes plus tard d'une première puis d'une seconde dose de 10mg, la deuxième s'accompagnant également d'une dose de 30 mg à libération prolongée (XL). Si les contractions diminuent ou cessent à l'issue de l'administration de la dose de charge, la tocolyse peut être poursuivie 24 ou 48 heures à l'aide d'un comprimé de nifédipine 30 mg à libération prolongée toutes les 12 heures (Annexe 2).

L'administration de nifédipine s'accompagne également dans les deux protocoles de l'administration de lactate Ringer à raison de 500 ml en perfusion intraveineuse de 15 minutes ainsi que de solutés type glucosé 5% ou NaCl 0,9%.
Une administration conjointe d'indométhacine peut également avoir lieu si jugé nécessaire par le médecin. La surveillance de la patiente a lieu pendant toute la durée de la tocolyse, notamment par l'évaluation des signes vitaux avant et après chaque administration de nifédipine (tension artérielle, fréquence cardiaque maternelle, fréquence respiratoire). Un suivi fœtal est également effectué grâce à des mesures régulières de la fréquence cardiaque fœtale et de monitoring foetal.

Figure 1 : Schéma des protocoles de tocolyse utilisés au CHU Sainte-Justine

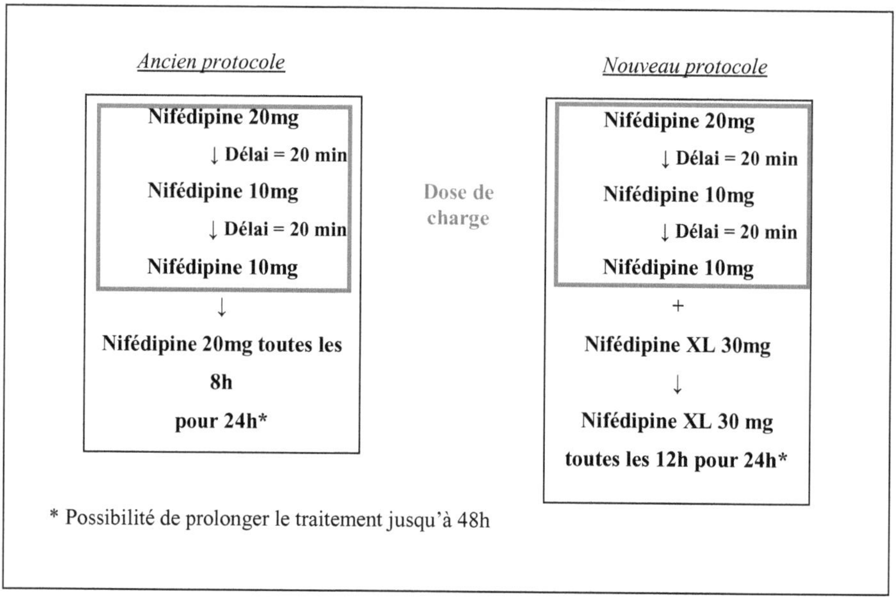

Ancien protocole

Nifédipine 20mg
↓ Délai = 20 min
Nifédipine 10mg
↓ Délai = 20 min
Nifédipine 10mg

↓

Nifédipine 20mg toutes les 8h
pour 24h*

Dose de charge

Nouveau protocole

Nifédipine 20mg
↓ Délai = 20 min
Nifédipine 10mg
↓ Délai = 20 min
Nifédipine 10mg
+
Nifédipine XL 30mg
↓
Nifédipine XL 30 mg
toutes les 12h pour 24h*

* Possibilité de prolonger le traitement jusqu'à 48h

2. REVUE DE LA LITTÉRATURE SCIENTIFIQUE : NIFÉDIPINE ET HYPOTENSION NÉONATALE

2.1 La nifédipine : mécanisme d'action, indications et effets indésirables

La nifédipine (Adalat®) est commercialisée depuis 1988 au Canada et depuis 1979 en France (13). Il s'agit d'un antihypertenseur de la famille des inhibiteurs calciques. Elle inhibe à de très faibles concentrations la pénétration et la diffusion des ions calcium dans les cellules du muscle lisse, permettant une vasodilatation induisant à son tour une augmentation du diamètre artériel, une préservation voire une augmentation des flux sanguins périphériques et des débits locorégionaux et une augmentation de la compliance artérielle (19).

Selon sa monographie, elle n'est pas indiquée dans la prise en charge des contractions prématurées (19-21). Toutefois elle est utilisée à cause de ses propriétés de relaxation du muscle lisse utérin. Peu d'effets indésirables sévères ont été rapportés jusqu'ici lors de son utilisation en tocolyse mais certaines études font cependant craindre la survenue d'effets indésirables délétères à la fois pour la mère et pour les fœtus (11, 22).

Les effets indésirables sévères cardiaques et pulmonaires ayant suivi l'administration de nifédipine incluent des dyspnées non expliquées ou symptômes d'oedèmes pulmonaires, des infarctus du myocarde, des hypotensions sévères, des hypoxies et des élévations des enzymes hépatiques (22). Les oedèmes pulmonaires correspondent à la complication la plus sévère rapportée. D'autres éléments pouvaient néanmoins avoir contribué, notamment l'administration de volumes importants de solutés, un risque plus élevé de complications du fait de grossesses multiples ou de cardiopathies valvulaires ainsi que l'administration de corticoïdes. Sept cas de dyspnées sévères ont été rapportés avec la nifédipine avec une dose supérieure à 150 mg par jour dans 6 cas, un cas d'hypoxie et quelques cas d'infarctus du myocarde (22).

2. 1. 1 Pharmacocinétique des différentes formes galéniques

La nifédipine se présente sous plusieurs formes galéniques : elle existe sous forme de capsules molles à libération immédiate ou de comprimés à libération prolongée permettant une administration quotidienne (13).

Tableau 1: Pharmacocinétique de la nifédipine à libération immédiate et prolongée (13, 19, 20)

	Forme à libération immédiate	Forme à libération prolongée (XL)
Forme galénique	Capsule molle	Comprimé osmotique
Biodisponibilité	50% (effet de premier passage hépatique)	45 à 68% (effet de premier passage hépatique)
Fixation aux protéines plasmatiques	90-95%	90-95%
Pic plasmatique	20-45 minutes	6-8 heures
Demi-vie plasmatique	3 heures	> 24 heures
Métabolisme	Hépatique	Hépatique
Élimination	90% par le rein, élimination totale après 3 jours	90% par le rein

La demi-vie d'élimination de la forme à libération prolongée permet de ne prendre habituellement qu'un comprimé par jour. Toutefois en grossesse le métabolisme hépatique des médicaments est augmenté. En effet, l'expression de plusieurs isoformes des cytochromes CYP3A est augmentée pendant la grossesse (23). Il a donc été décidé dans le protocole que la forme à libération prolongée serait administrée deux fois par jour.

Ces données de pharmacocinétiques permettent de comprendre comment la molécule est métabolisée et éliminée par la mère. Nous ignorons cependant si les mécanismes de détoxification et d'élimination peuvent s'appliquer chez le fœtus lorsque celui-ci est exposé *in utero* à la nifédipine.

2.1.2 Particularités de la pharmacocinétique des médicaments chez le nouveau-né

La pharmacocinétique des médicaments chez l'enfant est différente de celle de l'adulte du fait d'un pH gastrique neutre (entre 6 et 8 avant l'âge de 2 ans), d'une motilité gastrique diminuée, d'une moindre sécrétion biliaire, d'une immaturité des enzymes pancréatiques, d'une flore bactérienne différente de celles des adultes et d'une activité plus faible du cytochrome 3A4 et des enzymes hépatiques en général (24, 25). Les nouveau-nés présentent également une moindre quantité de protéines plasmatiques d'où une fraction libre de médicament plus importante ce qui augmente le volume de distribution plasmatique des molécules (24). L'élimination est aussi fortement influencée par l'immaturité du système rénal, notamment de la filtration glomérulaire et de la sécrétion tubulaire chez les prématurés, qui devient similaire à celle de l'adulte à un an (24).

Les études de pharmacocinétiques chez les nouveau-né ont montré que la clairance était souvent réduite et les demi-vies de médicaments prolongées (25). On peut donc supposer que l'élimination de la nifédipine par le nouveau-né exposé *in utero* sera plus lente que chez l'adulte.

2.1.3 Pharmacocinétique de la nifédipine chez l'enfant

Une étude rétrospective réalisée par Blaszak et al avaient montré que des doses de 0,25mg/kg de nifédipine administrée per os en traitement de l'hypertension chez des enfants de 1 mois à 19 ans (dont 24 enfants de 1 mois à 5 ans) n'étaient pas associées à des réductions de plus de 25% de la tension artérielle moyenne, de la tension artérielle systolique et de la tension artérielle diastolique. Une réduction de 25% de la tension artérielle moyenne (TAM) survenait néanmoins chez 35% des enfants traités (26).

2.1.4 Passage placentaire

Selon une étude cinétique réalisée par Silberschmidt et collègues, les concentrations plasmatiques de médicament après administration de 30 à 150 mg par jour de forme à libération prolongée sont dose dépendantes avec un ratio entre le sang maternel et le sang de cordon de 77% (27). Les demi-vies d'élimination de la nifédipine sont similaires chez la mère et chez l'enfant, respectivement 17,4 et 20,4 heures (27). Dans une étude réalisée chez 13 femmes traitées par nifédipine en tant que tocolytique, des échantillons sanguins avaient été prélevés chez les mères au cours du traitement tocolytique (28). Les auteurs notaient que, bien que les modifications physiologiques en lien avec la grossesse puissent avoir un impact sur l'absorption, la distribution, le métabolisme et l'excrétion de la nifédipine étaient similaires à ceux de la population générale. Des échantillons sanguins avaient également été prélevés chez 11 nouveau-nés à la naissance. La nifédipine était indécelable dans six cas, dont un où l'exposition de la mère remontait à 144 heures. Chez les 5 autres nouveau-nés, la nifédipine était décelable avec des concentrations variant entre 1,8 et 29,5 ng/ml (28).

2. 1. 5 Effets néonataux de l'exposition *in utero* à la nifédipine comme tocolytique

L'objectif de la tocolyse consiste idéalement à prolonger la grossesse jusqu'au terme mais en pratique elle vise à prolonger la grossesse d'au moins 48 heures afin que les corticostéroïdes administrés à la mère aient le temps de permettre la maturation pulmonaire fœtale et de retarder suffisamment l'accouchement pour améliorer les issues périnatales, notamment en transportant la mère dans un centre de soins tertiaires (29). Il y a peu de données sur les effets de la tocolyse sur les enfants exposés *in utero*.

➢ Utilisation de la nifédipine au premier trimestre de la grossesse

L'utilisation de la nifédipine en tant qu'antihypertenseur n'est pas associée à une augmentation du risque tératogène, elle peut en pratique être utilisée à tous les trimestres de la grossesse (30, 31). Les études animales rapportent une diminution du flux sanguin utéro-placentaire secondaire à l'hypotension maternelle, ce qui pouvait entraîner une hypoxémie fœtale et une acidose (30). Les études réalisées chez l'humain n'ont toutefois jamais montré d'issues semblables (31). Deux malformations majeures ont été rapportées

chez 37 nouveau-nés exposés au premier trimestre de la grossesse dans une étude de surveillance.
Une étude de cohorte prospective comportant 78 femmes enceintes traitées avec un inhibiteur des canaux calciques au premier trimestre, dont 44% avec la nifédipine, ne montrait pas d'augmentation du taux de malformations majeures par rapport au groupe témoin (44). De plus, deux études cas-témoin cumulent une soixantaine d'expositions sans augmentation du risque de malformations congénitales et spécifiquement cardiaques lors de l'exposition en début de grossesse (32, 33).

> Effets fœtaux et néonataux de la nifédipine comme tocolytique

Deux études visant à évaluer les effets sur la fréquence cardiaque fœtale de l'administration de nifédipine en tocolyse n'ont pas montré de modification de celle-ci, aussi bien au cours des premières 24 heures de traitement que lors de cures de maintenance (34, 35).

Une étude visait à évaluer les bénéfices de la tocolyse chez 24 patientes comparativement à 30 femmes non tocolysées. Les femmes tocolysées recevaient du sulfate de magnésium jusqu'à disparition des contractions, auquel cas un traitement par nifédipine était instauré. En l'absence de disparition des contractions, le traitement par sulfate de magnésium était poursuivi. Les auteurs avaient comparé les issues néonatales. Deux enfants (7%) avaient eu besoin de supplémentation en oxygène sous forme de CPAP dans le groupe non tocolysé versus 5 enfants (21%) dans le groupe tocolysé pour une durée maximale de 14 heures (p<0,23). Trois prématurés (10%) avaient présenté une hyperbilirubinémie dans le groupe non tocolysé versus 7 (29%) dans le groupe tocolysé (p<0,09). Il n'y avait pas de différence significative entre les groupes en termes de taux de naissances prématurées et de complications néonatales mais les enfants du groupe tocolysé naissaient à un âge gestationnel moins élevé que ceux du groupe non tocolysé (29).

Papatsonis avait examiné les issues de 185 grossesses exposées à la ritodrine ou à la nifédipine en contrôlant pour l'âge gestationnel à l'admission. Les enfants exposés à la nifédipine présentaient significativement moins de risques de détresse respiratoire, de saignement intracrânien et de jaunisse néonatale que ceux exposés à la ritodrine (17).

Une méta-analyse comparant les tocolyses par nifédipine et ritodrine montrait également un plus faible taux d'admission en service de soins intensifs de néonatalogie et moins de syndromes de détresse respiratoire chez les enfants exposés à la nifédipine (36).

Dans une autre étude prospective randomisée en double aveugle évaluant la nifédipine contre placebo en traitement de maintien, les poids de naissance, l'incidence de faibles poids de naissance, le nombre de jours passés en unité de soins intensifs ainsi que les facteurs de morbidité néonatale étaient similaires entre les deux groupes (37).

Sur le plan néonatal, un cas de mort fœtale est attribué à la nifédipine. Après la seconde dose de nifédipine 10 mg, le fœtus a présenté une bradycardie sévère puis une mort fœtale *in utero* probablement attribuable à l'hypotension (la TA maternelle était passée de 115/75 à 73/30 mm Hg) (38).

Trois études à long-terme ont été réalisées chez des enfants après 18 mois, 2 ans, et entre 9 et 12 ans après la naissance (5, 39, 40). Les résultats indiquent un développement normal des enfants. Houtzager et al et Van de Water et al ont comparé les évolutions à long terme d'enfants exposés à la nifédipine ou à la ritodrine (5, 40). Le développement des enfants à 2 ans et entre 9 et 12 ans était similaire entre les deux groupes dans les deux études. Bortolus et al ont évalué à 18 mois des enfants exposés *in utero* à la nifédipine en comparaison avec des enfants non exposés sans observer de différences de développement et d'état de santé entre les groupes (39).

Une étude réalisée par De Heus et al afin d'évaluer les effets de l'atosiban et ceux de la nifédipine sur les fréquences cardiaques fœtales, les mouvements et les flux sanguins fœtaux ne trouvait pas de différence entre les groupes (15).

A notre connaissance, il n'existe pas d'études ayant évalué les effets néonataux de la nifédipine administrée à l'enfant *in utero* lors de tocolyses maternelles, en particulier son effet sur la tension artérielle des enfants.

Avant de discuter plus avant d'un effet hypotenseur chez les nouveau-nés, il convient de déterminer comment est définie une tension « normale » en néonatalogie et quelles peuvent être les conséquences d'une hypotension.

2. 2 L'hypotension chez les prématurés

2. 2. 1 Définition

On constate au travers de la littérature médicale que l'hypotension est difficile à définir chez les prématurés. La tension artérielle (TA) « normale » est couramment admise comme étant la tension permettant d'assurer une perfusion suffisante des organes (41-43). Ses valeurs dépendent de l'âge gestationnel, du poids de naissance et de l'âge postnatal (42-44). Les limites normales de la tension artérielle sont définies par les valeurs de tension entre le 5ème (voire 10ème) et le 90ème (ou 95ème) percentile en fonction de l'âge gestationnel et de l'âge postnatal (45).

La pratique clinique qui consiste à considérer une tension artérielle moyenne d'un ou deux millimètres de mercure au-dessus de leur gestation revient à se situer entre le 10ème et le 90ème percentile dans les premiers jours de vie (46). Après 14 jours, la tension artérielle moyenne est similaire à la tension moyenne d'enfants nés à terme pendant les premiers jours de vie (46).

On considère généralement que, pour les prématurés de faible poids, la valeur limite de la tension artérielle moyenne correspond au minimum à l'âge gestationnel dans la mesure où il n'existe pas de signe d'hypoperfusion tissulaire (45). Ceci ne semble cependant pas être soutenu par la littérature scientifique (43).

La valeur habituellement mesurée correspond à la tension artérielle moyenne (TAM, ou MAP en anglais) qui a pour définition : TAM = Tension Artérielle Diastolique + [(Tension Artérielle Systolique – Tension Artérielle Diastolique) / 3] (26).

Les différentes études portant sur l'évaluation de la tension artérielle à la naissance ont été réalisées à partir des 3 définitions les plus répandues de l'hypotension chez les nouveau-nés (47):
- TAM < 30 mm Hg
- TAM < âge gestationnel de l'enfant en semaines

> TAM < 10ème percentile de tension artérielle rapporté au poids et à l'âge postnatal d'après des données publiées pour les enfants de très faibles poids de naissance (inférieur à 1500g) (Annexe 3) (48).

2. 2. 2 Physiologie de l'hypotension

Dans les services de soins intensifs de néonatalogie, entre 16 et 98% des enfants peuvent recevoir des soins de support cardiovasculaire (41). L'hypotension est associée chez la plupart des enfants à un flux sanguin systémique normal et de faibles résistances vasculaires périphériques (41). La première cause d'hypotension chez les prématurés est une vasorégulation périphérique anormale avec ou sans dysfonction myocardique (44). Elle peut se compliquer par la transition physiologique de la circulation fœtale vers la circulation néonatale (43). En effet lors de la naissance, le ventricule gauche se trouve exposé à la circulation vasculaire systémique au lieu du flux placentaire. On observe également une augmentation du flux sanguin pulmonaire et la fermeture du canal artériel. Cependant chez les enfants prématurés, le canal artériel peut ne se fermer qu'après quelques jours ou semaines, ce qui peut entraîner un shunt du cœur gauche en faveur du droit avec une hypotension diastolique, un excès de perfusion pulmonaire et une insuffisance cardiaque (43).

La tension artérielle peut être mesurée de façon invasive à l'aide de cathéters intra-artériels ou de façon non invasive, le mode invasif étant le gold standard. En effet, chez le nouveau-né prématuré, la prise de tension non invasive tend à surestimer les valeurs tensionnelles (42).

2. 2. 3 Traitement de l'hypotension

Le traitement de l'hypotension chez le bébé prématuré doit tenir compte non seulement de la tension artérielle mais aussi du rythme cardiaque, de la perfusion périphérique et du débit urinaire (42). L'approche habituelle consiste à maintenir la tension artérielle au-dessus de 30 mm Hg en administrant de l'albumine, de la dopamine, de la dobutamine et en dernier recours des glucocorticoïdes (41). La première intervention consiste dans l'administration de solutés sous forme de bolus, ceci découlant du principe que les enfants hypotendus doivent être hypovolémiques. Cependant, chez la majorité des enfants prématurés, les volumes de sang circulant sont normaux et les perfusions de solutés sont le plus souvent sans effet (41). Les bolus de solutés multiples sont mêmes associés à une mortalité augmentée chez les prématurés (41).

Les traitements sont la dopamine (le plus fréquemment utilisé) qui augmente la résistance vasculaire périphérique et la contractilité myocardique, la dobutamine et la milrinone (42, 45). L'épinéphrine et la norépinéphrine ont été utilisées dans le traitement de l'hypotension mais il n'existe pas d'études contrôlées faisant état de leur utilisation en néonatalogie (45). L'albumine n'est plus conseillée comme fluide de premier recours sauf en cas d'hypoalbuminémie, on recommande désormais du sérum physiologique ou du plasma frais en cas de preuve de coagulopathie (42, 45).

2. 2. 4 Effets néonataux de l'hypotension

Batton et al ont étudié le développement neurologique d'enfants très prématurés nés entre 23 et 25 semaines de grossesse lorsqu'ils étaient hypotendus et traités, hypotendus sans être traités ou normotendus (49). Les enfants hypotendus, qu'ils soient traités ou non, présentait de moins bons développements neurologiques que les enfants normotendus. Le traitement consistait en l'administration de solutions salines, de corticostéroïdes ou d'inotropes au cours des 72 premières heures. L'utilisation des inotropes serait cependant liée à la survenue d'hémorragies intraventriculaires, d'entérocolites nécrosantes, de rétinopathies de prématurité ainsi que de nécroses cutanées en cas d'extravasation (49).

De nombreuses études ont montré une association entre une faible TA et des hémorragies intraventriculaires, et plus précisément entre des TA inférieures à 30 mm Hg et des lésions cérébrales chez des enfants de petit poids (42). Une autre étude cependant ne retrouve aucun lien entre une TA faible et des anomalies à l'EEG. Il est possible que l'hypotension et l'hémorragie périventriculaire soient deux complications de naissances prématurées sans lien causal. Quelques études ont montré une incidence plus importante de leucomalacie périventriculaire chez les prématurés ayant une TA moyenne inférieure à

30 mm Hg alors que d'autres études ne sont pas parvenues à montrer de lien (42). Il n'a pas non plus été prouvé dans la littérature médicale que la prise en charge médicamenteuse de l'hypotension artérielle améliorait la mortalité et la morbidité néonatale (43). Cependant des preuves indirectes telles que des observations cliniques semblent indiquer qu'il existe un lien direct entre l'hypotension artérielle ou une tension artérielle fluctuante et des atteintes du système nerveux central (50).

Blaszak et al ont réalisé une étude rétrospective de 520 doses de nifédipine administrées directement à 117 patients pédiatriques hypertendus avec évaluation des TAM avant et après la prise de nifédipine ainsi que du pourcentage de réduction de la TAM. L'étude examinait plus spécifiquement les effets d'une diminution de la TAM de plus de 25% puisqu'il a été montré que des complications survenaient plus fréquemment pour des diminutions de plus de 20% de la TAM (26). Les auteurs avaient montré que 35% des doses administrées étaient associées à plus de 25% de réduction de la TAM.

L'utilisation de la nifédipine comme tocolytique a déjà fait l'objet de nombreuses publications en ce qui concerne son efficacité comme son innocuité. Des études se sont en effet penchées sur son absence d'effets tératogènes et sur son effet bénéfique sur la prévention des complications néonatales comme les syndromes de détresse respiratoire, les hémorragies intraventriculaires, les entérocolites nécrosantes et les jaunisses comparés aux béta-mimétiques (12). Nous n'avons cependant pas trouvé d'études examinant les effets sur la tension artérielle des enfants exposés à la nifédipine dans les 48 heures précédant l'accouchement. Les résultats obtenus permettront de voir si les enfants exposés sont significativement plus hypotendus que les enfants non exposés et au besoin d'émettre des avis sur la conduite à tenir face à ces enfants.

Il a été observé un plus grand nombre d'enfants hypotendus dans le service de néonatalogie, lesquelles hypotensions sont également plus difficiles à traiter. Les médecins comme les pharmaciennes du CHU Sainte-Justine se sont demandés si ceci pourrait s'expliquer par l'administration croissante de nifédipine lors des tocolyses maternelles.

DEUXIÈME PARTIE : ÉTUDE RÉALISÉE AU CHU SAINTE-JUSTINE

3. ÉTUDE RÉALISÉE AU CHU SAINTE-JUSTINE

3.1 Objectifs de la recherche

3.1.1 Hypothèse de recherche

Les enfants ou bébés exposés *in utero* ont une tension artérielle moyenne à 2 heures de vie plus basse que les enfants non exposés.

3.1.2 Objectif principal

Cette étude a pour but d'évaluer si l'exposition à la nifédipine *in utero* a un effet sur la tension artérielle moyenne (TAM) à 2 heures de vie chez des nouveau-nés.

3.1.3 Objectifs secondaires

1- Comparer les lieux et temps d'hospitalisation au sein du CHU (en soins intensifs de néonatalogie, en soins intermédiaires de néonatalogie ou en pouponnière) d'un groupe de nouveau-nés exposés à la nifédipine (≤ 48h) à un groupe non exposé (> 48h) ainsi que les poids de naissance, le pH du cordon, les scores Apgar à 1, 5 et 10 minutes,

2- Comparer les complications néonatales entre les 2 groupes (composite de : aspect flasque, hypotone, détresse respiratoire, battement des ailes du nez, plaintes expiratoires, cyanose, tirage),

3- Comparer la proportion d'enfants hypotendus dans chacun des groupes selon différentes méthodes d'évaluation de l'hypotension néonatale,

4- Comparer les deux protocoles de tocolyse avec nifédipine validés au CHU Ste-Justine.

3.2 Population et méthodologie

3.2.1 Type d'étude

Il s'agit d'une étude de cohorte observationnelle rétrospective. L'étude a été réalisée entre mai et octobre 2011.

3. 2. 2 Étapes de mise en place de l'étude

Une période a été consacrée à la rédaction du protocole de recherche, à l'obtention des accords de la DAMU (Direction des Affaires Médicales et Universitaires), du département des archives et du CÉR (Comité d'Éthique et de Recherche), indispensables au démarrage de la recherche. La période suivante a permis le recueil des données puis leur analyse statistique et l'interprétation des résultats. Enfin la dernière période a correspondu à la rédaction de la thèse colligeant les données recueillies et les effets observés.

3. 2. 3 Définition de la population à l'étude

La cohorte étudiée correspond aux enfants nés de femmes hospitalisées au CHU Sainte-Justine, présentant un risque de travail préterme entre le 1er janvier 2004 et le 15 juin 2011. L'ensemble des patientes a été traité par l'un des deux protocoles de tocolyse validés au CHU suivant la période à laquelle elles ont été hospitalisées, soit à base de nifédipine courte action (du 1er janvier 2004 au 1er juillet 2010), soit à base de nifédipine à courte action et à libération prolongée (du 1er juillet 2010 au 15 juin 2011). Ces femmes ont accouché au CHU Sainte-Justine où leurs enfants ont été hospitalisés.

Les enfants exposés correspondent aux enfants nés 48 heures ou moins ($\leq$ 48h) après la dernière prise de nifédipine par la mère. La cohorte non exposée correspond aux enfants nés plus de 48 heures (> 48h) après la dernière prise de nifédipine par la mère.

3. 2. 4 Mode de sélection des sujets

> Critères d'inclusion

Nous avons inclus les enfants nés au CHU Ste-Justine, hospitalisés en néonatalogie, dont les mères ont bénéficié d'un traitement tocolytique à base de nifédipine ancien (Adalat® libération immédiate) ou nouveau protocole (Adalat® libération immédiate et XL) entre le 1er janvier 2004 et le 15 juin 2011. Le premier groupe est constitué des enfants exposés à la nifédipine *in utero* nés au plus tard dans les 48h suivant l'arrêt du traitement alors que le second groupe correspond aux enfants nés plus de 48h après exposition à la nifédipine.

Nous avons stratifié les enfants en 3 sous-groupes :
- âge gestationnel < $28^{0/7}$
- $28^{0/7}$ à $31^{6/7}$
- $32^{0/7}$ à $35^{6/7}$

➢ Critères d'exclusion

Nous avons exclu les enfants nés de femmes ayant reçu de la nifédipine pour une indication autre que la tocolyse (hypertension ou prééclampsie). Nous avons également exclu les enfants nés après 36 semaines d'âge gestationnel, période à partir de laquelle les protocoles de tocolyse par nifédipine ne sont plus administrés, pour lesquels tous les enfants nés se trouvaient donc non exposés à la nifédipine à la naissance et pour lesquels la TAM à la naissance n'est pas mesurée.

3. 2. 5 Justification

Les critères d'inclusion ont été déterminés afin de cibler la population en fonction des objectifs de notre étude. Nous avons choisi d'inclure les patientes traitées par l'ancien protocole depuis 2004 puisque la période de 2004 à 2007 a déjà fait l'objet d'une thèse de pharmacie. Nous avons complété ces données par les patientes ayant reçu le second protocole de juillet 2010 à juin 2011. Afin d'avoir un nombre suffisant d'enfants dans le groupe exposé comme dans le groupe non exposé nous avons dû élargir la période d'étude, choisissant ainsi d'examiner les dossiers de patientes traitées de janvier 2004 à juin 2011. Nous nous intéressons à la tension artérielle moyenne chez les enfants dans les 2 heures suivant la naissance (TAM à 2 heures de vie). En effet à ce stade les enfants n'ont pas encore reçu de traitement inotrope ou de soluté, cette valeur constitue donc la valeur la plus proche de la tension artérielle de naissance.

3. 2. 6 Étapes du recrutement et collecte des données

Les dossiers des patientes ont été sélectionnés grâce au logiciel de la pharmacie GesPharX8 permettant d'extraire les numéros de dossiers de toutes les patientes ayant reçu de la nifédipine longue ou courte durée d'action au CHU Sainte-Justine aux dates nous intéressant. À partir des dossiers maternels il est possible de vérifier que l'indication de la nifédipine correspondait bien à une tocolyse et d'obtenir le numéro de dossier du ou des enfants correspondant. Les dossiers étaient obtenus auprès du département des archives du CHU. De façon à ce que le recueil de données soit standardisé, nous avons utilisé un formulaire standardisé de recueil des données (Annexe 4). Cette feuille correspond à la fois au recueil des données maternelles et néonatales.

En appliquant les critères d'inclusion et d'exclusion prédéterminés, il est possible d'attribuer les dossiers des enfants recrutés au groupe exposé ou non-exposé. Les enfants des groupes exposés et non-exposés ont ensuite été répartis en trois sous-groupes en fonction de l'âge gestationnel à la naissance. Celui-ci est calculé à partir de l'échographie ou en fonction de l'âge des dernières menstruations.

Les informations concernant les autres tocolytiques administrés aux patientes, les heures de prise et les doses de nifédipine seront obtenues à partir des FADM des patientes. Il s'agit des feuilles d'administration des médicaments sur lesquelles figurent les dates et heures de prise, les doses des médicaments ainsi que les initiales des infirmières ayant effectué l'administration à la patiente. Les informations concernant l'accouchement, à savoir l'âge gestationnel de la patiente à l'accouchement, la date et l'heure d'accouchement, le poids de naissance du bébé, ses scores Apgar, les complications néonatales (aspect flasque, hypotone, détresse respiratoire, battement des ailes du nez, tirage, plaintes expiratoires, cyanose), son numéro de dossier et son lieu de transfert seront obtenus à partir de la feuille sommaire d'accouchement.

3. 2. 7 Variables étudiées

➢ Variables dépendantes

La variable dépendante principale est la TAM (ou MAP en anglais) à 2 heures de vie mesurée chez tous les enfants, dans le groupe exposé comme dans le groupe non exposé exprimée en millimètres de mercure (mm Hg). Elle sera obtenue en consultant les dossiers archivés des enfants. Elle est inscrite parmi les feuilles de recueil des paramètres hémodynamiques des enfants au cours des premiers jours de vie. À partir de la TAM, il sera possible de comparer les deux groupes après avoir stratifié les enfants par groupes selon l'âge gestationnel à la naissance.

La durée d'hospitalisation des enfants constitue une autre variable dépendante. Elle est obtenue en calculant le nombre de jours écoulés entre la naissance de l'enfant et la date de sortie de l'hôpital de l'enfant, qu'il s'agisse d'un transfert dans un autre établissement ou d'un retour à domicile, voire du décès de l'enfant dans quelques cas. Ces informations sont disponibles dans les dossiers des enfants, à partir des feuilles quotidiennes de suivi utilisées en néonatalogie.

La comparaison des TAM à 2 heures de vie entre les deux groupes permettra de répondre à l'objectif primaire.

> Variables indépendantes

Afin d'évaluer si les enfants appartiennent au groupe exposé ou non exposé on doit évaluer le délai entre la dernière dose de nifédipine et la naissance, il s'agit d'une variable indépendante. Le délai est calculé en heures. Lorsque le délai est inférieur ou égal à 48 heures, les enfants appartiendront au groupe exposé alors que s'il est supérieur à 48 heures, les enfants seront inclus dans le groupe non exposé. L'exposition à la nifédipine dans les 48 heures précédant la naissance constitue une variable indépendante.

On considère qu'un médicament est presque totalement éliminé de l'organisme après 5 à 7 demi-vies. La demi-vie de la nifédipine 20 mg à libération prolongée étant comprise entre 6 et 8 heures, celle de la forme à libération prolongée 30 mg XL étant de plus de 24h et celle de la forme à libération immédiate étant de 3 heures, on estime qu'après 48 heures l'organisme maternel a presque totalement éliminé le médicament. Les enfants nés plus de 48 heures après la dernière prise de nifédipine sont considérés comme non exposés au médicament au moment de la naissance.

> Covariables ou variables potentiellement confondantes

Les variables confondantes sont des variables pouvant influencer l'issue ou la variable dépendante principale, ce qui pourrait expliquer des variations des résultats obtenus. Nous pouvons inclure parmi les variables potentiellement confondantes des variables continues ou des variables dichotomiques. Les variables continues pouvant affecter la mesure de la tension artérielle moyenne à 2 heures de vie comprendront l'âge gestationnel à la naissance, le nombre de doses de bétaméthasone reçues et la dose totale de nifédipine reçue par la mère. Les variables dichotomiques comprendront l'utilisation concomitante d'autres tocolytiques (comme le sulfate de magnésium ou l'indométhacine) par la mère. En effet, on suppose que si la nifédipine peut affecter le fœtus *in utero*, plus la dose totale reçue par la mère sera élevée, plus la tension artérielle moyenne de l'enfant sera diminuée. De la même façon, l'exposition de la mère à un autre tocolytique pourra également influer sur les valeurs tensionnelles. On sait de plus que la prématurité et l'hypotension artérielle sont liées. De ce fait, plus l'enfant est prématuré, plus on peut s'attendre à des hypotensions, c'est la raison pour laquelle nous avons intégré l'âge gestationnel à la naissance dans le modèle. Enfin nous avons évalué si les patientes avaient reçu ou non un régime total de doses de bétaméthasone ou de dexaméthasone.

3. 2. 8 Analyse statistique

Nous avons réalisé un test de distribution des valeurs pour chaque variable continue. Si la distribution ne suit pas une loi normale, nous nous intéressons à la médiane et non à la moyenne. Nous avons stratifié les enfants en sous-groupe exposés et non exposés en fonction de l'âge gestationnel. L'analyse a été réalisée à l'aide du logiciel SPSS Statistics Version 19. L'analyse des variables dichotomiques est effectuée par un test du Chi-2 ou de Fisher alors que l'analyse des données quantitatives est réalisée par un test t de Student (si la distribution est normale) ou par un test non paramétrique de Mann et Whitney pour échantillons indépendants (si la distribution n'est pas normale). Nous considérons qu'un risque α de moins de 5% est significatif.

> Puissance et taille de l'échantillon

Nous cherchons à mettre en évidence une différence de tension artérielle moyenne (mean arterial pressure ou MAP) de 5 mm Hg entre les deux groupes de prématurés au risque α bilatéral de 0,05 avec une puissance de 80%.

Nous avons pour cela calculé la taille d'échantillon nécessaire pour déterminer cette différence (α = 5%, puissance = 80%). On suppose une déviation standard de la pression (correspondant à la variabilité de mesure d'un enfant à l'autre) de 10 mm Hg. Nous calculons que chaque groupe (exposé et non exposé) doit contenir au minimum 63 enfants soit un total de 126 enfants pour pouvoir observer une différence de TAM de 5 mm Hg si elle existe.

> Variables confondantes

Afin de voir si les variables confondantes sont réparties également entre les groupes et si elles permettent d'expliquer les résultats observés, nous avons réalisé des régressions linéaires pour la tension artérielle moyenne à deux heures de vie par une analyse multivariée puis pas à pas en prenant une valeur de $p<0,15$. Pour les variables dichotomiques, notamment pour la comparaison des protocoles IR et XL, nous avons réalisé des régressions logistiques multivariées également suivie d'une analyse pas à pas. Nous avons inclus dans les deux cas les variables suivantes :
- utilisation concomitante d'autres tocolytiques
- dose totale de nifédipine reçue
- âge maternel
- âge gestationnel à la naissance
- nombre de doses de bétaméthasone ou de dexaméthasone

> Statistiques descriptives

Les données continues seront évaluées en terme de moyenne si la distribution est normale ou de médiane dans le cas contraire avec l'étendue (tension artérielle moyenne, âge de la mère à l'accouchement, scores Apgar, dose totale de nifédipine administrée, nombre de jours d'hospitalisation...) alors que les données qualitatives seront analysées sous forme de proportion (proportion d'enfants hypotones à la naissance, présence d'autres médicaments ou tocolytiques chez la mère, administration de bétaméthasone, lieu de transfert après l'accouchement...).

3. 2. 9 Considérations éthiques

Seuls les dossiers pertinents pour notre recherche ont été consultés et seules les données en lien avec notre étude ont été relevées. Les données extraites n'étaient pas accessibles à des personnes autres qu'aux investigateurs de cette étude. Elles ont été conservées sous clef à la pharmacie et dans un ordinateur muni d'un mot de passe sous la responsabilité des investigateurs principaux de l'étude. Les dossiers et les feuilles de collecte de données ont été anonymisées et codées. Aucun patient n'a été privé de traitement puisqu'il s'agit d'une étude rétrospective. La collecte des données a été effectuée dès réception de l'accord de la Direction des Affaires Médicales et Universitaires (DAMU). Le protocole a reçu l'approbation du Comité d'Éthique et de la Recherche (CÉR) du CHU Sainte-Justine.

4. RÉSULTATS

4. 1 Objectif primaire : évaluation de la TAM entre les enfants exposés et non exposés

4. 1. 1 Inclusions

Au total nous avons identifié 177 dossiers de nouveau-nés exposés *in utero* à un traitement par nifédipine comme tocolytique entre le 1er janvier 2004 et le 15 juin 2011. Cent cinquante dossiers correspondaient aux critères d'inclusion. Les 28 autres dossiers ont été exclus pour les raisons suivantes :
- 2 enfants sont décédés avant toute mesure de tension artérielle
- 26 enfants sont nés après 36 semaines d'âge gestationnel sans être exposés à la nifédipine, ils ne pouvaient pas être comparés à des enfants exposés puisque le protocole n'est plus administré au-delà de 36 semaines de grossesse et que la TAM n'est pas mesurée chez ces enfants.

Les dossiers de patientes ayant accouché dans un autre hôpital n'ont pas été retenus. Parmi les nouveau-nés restants, 84 étaient encore exposés à la nifédipine au moment de la naissance (nés ≤ 48 heures après l'exposition à la nifédipine) alors que 65 ont été exposés plus de 48 heures avant la naissance.

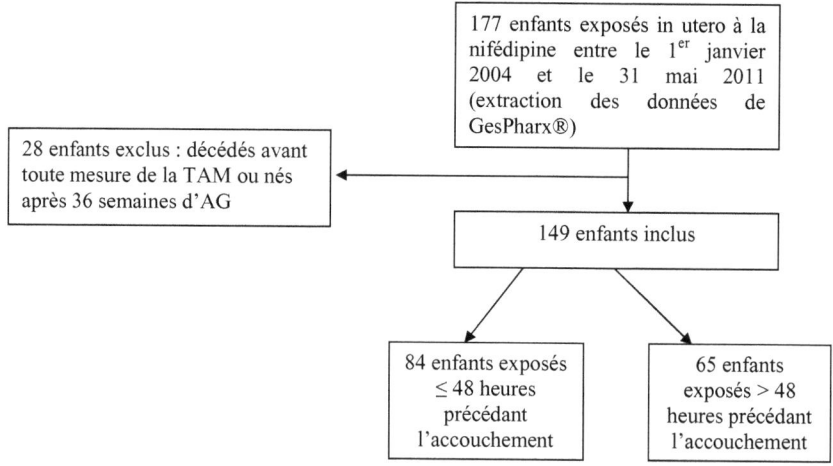

4.1.2 Évaluation de la TAM à 2 heures de vie

Tableau 2 : Caractéristiques néonatales (groupe exposé vs non exposé)

	Exposé			Non exposé		
	N = 84 Moyenne	Écart-type	N = 65	Moyenne	Écart-type	p
MAP à 2h de vie (mm Hg)	32,6	7		34,4	6,6	0,12
Âge gestationnel à la naissance (semaines, jours)	29 $^{2/7}$	3 $^{0/7}$		31 $^{3/7}$	2 $^{6/7}$	< 0,001
Poids de naissance (g)	1371	567		1731	596	< 0,001
Apgar 1	6,4	2,5		6,9	2,2	0,25
Apgar 5	7,6	2,2		8	1,6	0,15
Apgar 10	8,1	1,8		8,5	1,3	0,09
pH du cordon	7,29	0,17		7,30	0,07	0,98
	N = 84	Médiane	Étendue	N = 65	Médiane	Étendue	p
Durée d'hospitalisation		25,5	1-205		7	1-193	0,05
	N = 84	Nombre	%	N = 65	Nombre	%	p
Sexe							
Masculin		55	65,4		34	52,3	0,13
Féminin		29	34,6		31	47,7	
Transfert							
Domicile		29	34,5		25	38,5	0,36
Autre établissement		40	47,7		30	46,1	
Décès		13	15,5		7	10,8	
Lieu d'hospitalisation							
Soins intensifs		73	86,9		43	66,1	**0,002**
Soins intermédiaires		10	11,9		18	27,7	
Pouponnière		0	0		4	6,2	
Aspect à la naissance							
Flasque		8	9,5		5	7,7	0,78
Hypotone		5	5,9		4	6,1	1
Détresse respiratoire		18	21,4		6	9,2	0,04
Battement des ailes du nez		10	11,9		10	15,4	0,63
Tirage		38	45,2		33	50,8	0,51
Plaintes expiratoires		5	5,9		4	6,1	1
Cyanose		3	3,6		0	0	0,26

p≤0,05; test t Student

Les deux groupes ne sont pas comparables au niveau de l'âge gestationnel à la naissance ainsi qu'au niveau du poids de naissance. Les enfants du groupe exposé sont nés à un âge gestationnel significativement plus faible (29 semaines et 2 jours) que ceux du groupe non exposé (31 semaines et 3 jours), p < 0,001, ce qui permet aussi d'expliquer le plus faible poids à la naissance. Afin de s'affranchir de cette différence qui pourrait expliquer certaines complications de naissance, nous avons décidé de stratifier les enfants en sous-groupe en fonction de l'âge gestationnel puisqu'il n'est donc pas possible de les apparier selon leur âge gestationnel. C'est en effet leur âge gestationnel plus faible qui permet d'expliquer la plus forte proportion d'enfants hospitalisés en soins intensifs de néonatalogie à la naissance (87% vs 66%, p=0,002) ainsi qu'une durée d'hospitalisation prolongée.

Certains dossiers ne possèdent pas de mesures de TAM à 2 heures de vie. Ceci concerne trois enfants du sous-groupe d'âge gestationnel inférieur à 28 semaines. Pour ces enfants, la TAM n'a pas été relevée, deux d'entre eux sont décédés à 2 et 31 jours de vie alors que le dernier enfant a été transféré dans un autre centre hospitalier immédiatement après la naissance. Pour ce qui est du sous-groupe d'âge gestationnel compris entre 28 et 32 semaines, nous n'avons pas pu récupérer la mesure de la TAM à 2 heures de vie chez un enfant décédé à 13 jours de vie d'une cardiopathie hypertrophique congénitale. Enfin dans le groupe dont les âges gestationnels sont compris entre 32 et 36 semaines de grossesse, il manque 5 relevés de la TAM à 2 heures de vie. Dans ces cas, nous supposons que si la mesure de TAM n'a pas été effectuée, les enfants se trouvaient dans des états ne nécessitant pas cette mesure, autrement dit, ils ne présentaient pas d'hypotension à la naissance. Ces enfants sont nés à des âges gestationnels compris entre $32^{3/7}$ et $35^{4/7}$ avec des poids de naissance compris entre 1680 g et 3640 g. Quatre d'entre eux ont été directement hospitalisés à la pouponnière alors que le dernier a été hospitalisé aux soins intermédiaires de néonatalogie.

4. 1. 3 Évaluation de la TAM pour un délai d'exposition > 72 heures

Nous avons également comparé les groupes exposés et non exposés à la nifédipine en considérant un délai entre la dernière dose de nifédipine et l'accouchement de 72 heures. En effet, nous avons dans un premier temps considéré la demi-vie du comprimé à 20 mg qui est comprise entre 6 et 8 heures, ce qui explique notre choix d'une durée de 48 heures pour évaluer quelles étaient les patientes exposées et celles non exposées. Or, la demi-vie de la nifédipine sous forme de comprimé osmotique XL à libération prolongée étant proche de 28 heures, il est raisonnable de penser que les enfants exposés à cette forme galénique dans les 72 heures précédant l'accouchement puissent présenter de la nifédipine résiduelle au niveau de leur organisme.

Nous avons donc comparé les TAM entre les enfants exposés et non exposés dans les 72 heures précédant l'accouchement. Les résultats sont présentés dans le tableau suivant.

Tableau 3 : Comparaison des TAM entre les enfants nés moins de 72h ou plus de 72h après exposition à la nifédipine

Tous AG confondus	Exposé (≤ 72h)			Non exposé			
	N = 94	Moyenne	Écart-type	N = 46	Moyenne	Écart-type	p
MAP à 2h de vie (mm Hg)		32,5	6,9		35,2	6,4	**0,03**
En fonction de l'AG	N	Moyenne	Écart-type	N	Moyenne	Écart-type	p
AG < 28 $^{0/7}$	31	27,9	6,9	5	33,8	3,3	0,07
28 $^{1/7}$ < AG < 32 $^{0/7}$	44	33,6	5,3	16	36,1	8,9	0,2
32 $^{1/7}$ < AG < 35 $^{6/7}$	19	37,6	5,8	25	34,8	5	0,1

Lorsqu'on considère que les enfants exposés sont les enfants nés dans les 72 heures suivant la dernière administration de nifédipine maternelle, on observe une différence significative de TAM à deux heures de vie entre les groupe exposé et non exposé (p=0,03). Les enfants exposés présentent en effet une TAM significativement plus faibles que les enfants non exposés. Cette différence ne s'observe toutefois pas lorsqu'on stratifie les enfants en groupe en fonction de l'âge gestationnel à la naissance. Il est possible que cette différence ne soit pas observée du fait d'un manque de puissance lors de l'évaluation des données en sous-groupes.

4. 1. 4 Délais entre l'administration de nifédipine et l'accouchement

Nous avons étudié la répartition des délais entre la dernière prise de nifédipine et l'accouchement dans le groupe exposé et dans le groupe non exposé.

Tableau 4 : Délais entre la prise de nifédipine et l'accouchement

	N	Délai médian avant accouchement (h)	Écart-type	Intervalle (h)
Patients exposés ≤ 48h	84	16,6	2,5	0 - 47,7
Patients exposés > 48h	65	193,3	44,8	52,7 - 1541,2
Patients exposés ≤ 72h	97	19,5	17,7	0 - 60,6
Patients exposés > 72h	52	278,8	373,1	78,4 - 1541,2
Patients exposés ≤ 7j	113	22,5	36	0 - 152,3
Patients exposés > 7j	36	402,3	372,1	178,9 - 1541,2
Total	149	37,3	6,7	0 - 1541,2

Les patientes du groupe exposé ont accouché entre 0 et 47,7 heures tandis que les patientes du groupe non exposé au moment de l'accouchement ont accouché entre 52 et 1540 heures soit entre deux jours et 2 mois après l'administration de la dernière dose de nifédipine.

Les enfants des patientes du groupe non exposé sont nés à des âges gestationnels plus tardifs puisque nous avons inclus des bébés nés plus de 48 heures après l'exposition au médicament.

La figure suivante (figure 2) représente les délais avant accouchement dans le groupe exposé et dans le groupe non exposé. Les patientes du groupe exposé ont toutes accouché dans les 48 heures suivant la prise du médicament, alors que les patientes du groupe non exposé ont accouché entre 52 heures et 2 mois après la prise de nifédipine.

Figure 2 : Délais avant accouchement dans les groupes exposés et non exposés

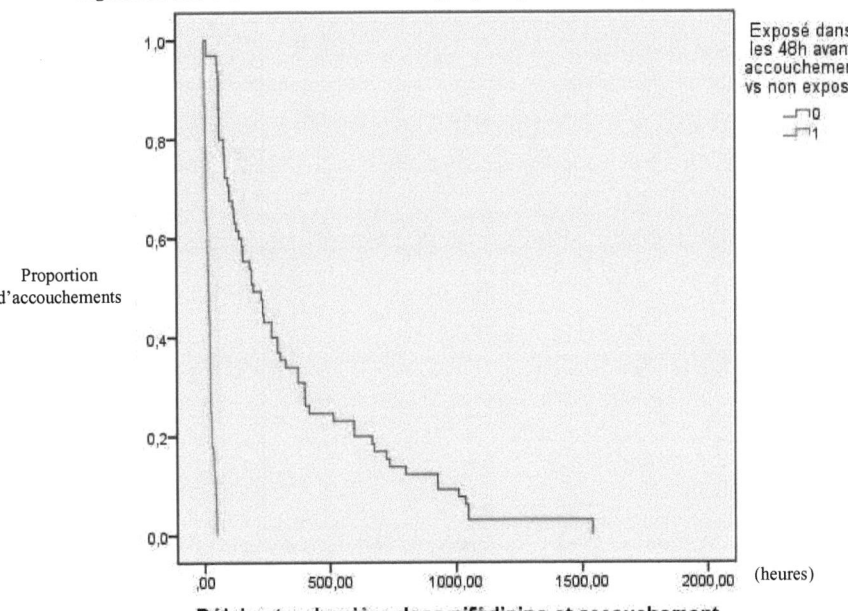

Plus de 80% des enfants du groupe non exposé sont nés dans les 3 semaines suivant la dernière administration de nifédipine à la mère.

4. 1. 5 Représentation graphique des tensions artérielles moyennes

Nous avons représenté dans le graphique suivant la répartition des TAM en fonction de l'âge gestationnel à la naissance, selon que les enfants aient été exposés ou non à la nifédipine dans les 48 heures précédant la naissance.

Figure 3 : Répartition des TAM en fonction de l'AG

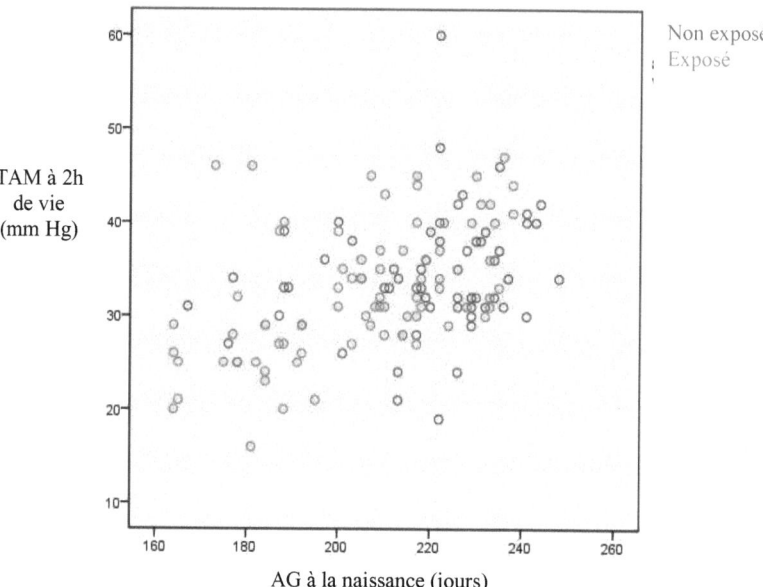

Les TAM à deux heures de vie semblent également réparties entre les enfants exposés et non exposés. On remarque de plus que les enfants non exposés sont nés à des AG plus élevés que les enfants du groupe exposé.

La répartition des enfants en fonction de leur âge gestationnel à la naissance est présentée dans le tableau 5.

Tableau 5 : Répartition des enfants exposés et non exposés selon l'âge gestationnel

	Enfants exposés	Enfants non exposés
AG < $28^{0/7}$	30	9
$28^{0/7} \leq AG \leq 31^{6/7}$	37	24
$32^{0/7} \leq AG \leq 35^{6/7}$	17	32
TOTAL	84	65

4.1.6 Comparaison des caractéristiques néonatales entre les enfants exposés et non exposés en fonction de l'âge gestationnel à la naissance

Les caractéristiques néonatales sont présentées dans les tableaux suivants, en fonction de l'âge gestationnel des enfants à la naissance.

Tableau 6 : Caractéristiques néonatales, AG < 28 $^{0/7}$

	Exposé			Non exposé			
	N	Moyenne	Écart-type	N	Moyenne	Écart-type	p
TAM à 2h de vie (mm Hg)	28	27,9	7,2	8	31,5	4,3	0,19
Âge gestationnel à la naissance (semaines, jours)	30	25 $^{5/7}$	1 $^{3/7}$	9	25 $^{5/7}$	1 $^{1/7}$	0,97
Poids de naissance (g)	30	776	156	9	813	159	0,54
Apgar 1	30	4,9	2,5	9	5,1	1,9	0,82
Apgar 5	30	6,3	2,7	9	7,4	0,9	0,21
Apgar 10	30	7	2,4	9	8	0,7	0,25
pH du cordon	22	7,32	0,05	6	7,35	0,03	0,22
	N	Médiane	Étendue	N	Médiane	Étendue	p
Durée d'hospitalisation (jours)	29	93	1-205	9	93	6-193	0,87
	N=30	Nombre	%	N=9	Nombre	%	p
Sexe							
Masculin		19	63,3		7	77,8	0,69
Féminin		11	36,7		2	22,2	
Lieu hospitalisation							
Soins intensifs		29	100		9	100	-
Transfert							
Domicile		13	44,8		5	55,5	0,92
Autre établissement		4	13,8		1	11,1	
Décès		12	41,4		3	33,3	
Complications à la naissance							
Aspect flasque		4	13,8		1	11,1	1
Aspect hypotone		2	6,67		0	0	1
Détresse respiratoire		13	43,3		0	0	**0,01**
Battement des ailes du nez		4	13,8		1	11,1	1
Tirage		9	30		4	44,4	0,69
Plaintes expiratoires		1	3,33		0	0	1
Odeur nauséabonde		2	6,67		1	11,1	1

Les enfants du groupe exposé présentent une TAM moyenne de 27,9 mm Hg alors que les enfants du groupe non exposés présentent une TAM moyenne à 2 heures de vie de 31,5 mm Hg (p=0,19). Il n'existe pas de différence significative entre les groupes exposés et non exposés en ce qui concerne le poids de naissance, les scores Apgar à 1, 5 et 10 minutes, le pH du cordon, l'âge gestationnel à la naissance ou la durée d'hospitalisation. Les durées d'hospitalisation étaient très variables dans chacun des groupes, entre 1 et 205 jours dans le groupe exposé contre 6 et 193 jours dans le groupe non exposé. Les enfants du groupe exposé hospitalisés 1 ou 2 jours seulement au CHU Sainte-Justine correspondent aux enfants décédés peu de temps après la naissance pour cause de prématurité extrême (naissance entre 23 et 25 semaines de grossesse).

Les groupes étaient également comparables au niveau du sexe des enfants et de leur lieu de transfert après la naissance. En effet, tous les enfants nés avant 28 semaines de grossesse ont été hospitalisés en soins intensifs de néonatalogie.

Les enfants du groupe exposé présentaient plus de détresses respiratoires que les enfants du groupe non exposé (p=0,01). Les autres caractéristiques à la naissance étaient semblables entre les deux groupes. Dans le groupe exposé, 14% des enfants présentaient un aspect flasque contre 11% des enfants non exposés. De la même façon, 7% des enfants du groupe exposé étaient hypotones contre aucun enfant dans le groupe non exposé.

Tableau 7 : Caractéristiques néonatales, $28^{0/7} \leq AG \leq 31^{6/7}$

	Exposé			Non exposé			
	N	Moyenne	Écart-type	N	Moyenne	Écart-type	p
MAP à 2h de vie (mm Hg)	37	34,1	5	23	34,4	8,6	0,84
Âge gestationnel à la naissance (semaines, jours)	37	$30^{1/7}$	1 SA	24	$30^{4/7}$	$1^{1/7}$	0,14
Poids de naissance (g)	37	1470	225	24	1544	292	0,27
Apgar 1	37	6,9	2,3	24	6,8	2,5	0,89
Apgar 5	37	8	1,5	24	7,8	2,2	0,64
Apgar 10	37	8,5	1	24	8,2	1,8	0,35
pH du cordon	29	7,26	0,24	11	7,33	0,03	0,37
	N	Médiane	Étendue	N	Médiane	Étendue	p
Durée d'hospitalisation	36	26	1-79	23	20	2-91	0,78
	N=37	Nombre	%	N=24	Nombre	%	p
Sexe							
Masculin		23	62,2		12	50	0,43
Féminin		14	37,8		12	50	
Lieu hospitalisation							
Soins intensifs		34	91,9		21	87,5	0,67
Soins intermédiaires		3	8,1		3	12,5	
Transfert							
Domicile		11	29,7		8	33,3	0,47
Autre établissement		24	64,9		12	50	
Décès		1	2,7		3	12,5	
Complications à la naissance							
Aspect flasque		4	10,8		2	8,33	1
Aspect hypotone		2	5,4		1	4,2	1
Détresse respiratoire		4	10,8		3	12,5	1
Battement des ailes du nez		3	8,1		4	16,7	0,41
Tirage		24	64,9		11	45,8	0,28
Plaintes expiratoires		4	10,8		0	0	0,29
Cyanose		3	8,1		0	0	0,28

Les enfants du groupe exposé présentent une TAM moyenne de 34,1 mm Hg alors que les enfants du groupe non exposés présentent une TAM moyenne à 2h de vie de 34,4 mm Hg (p=0,84). Il n'existe pas de différence significative entre les groupes exposés et non exposés en ce qui concerne le poids de naissance, les scores Apgar à 1, 5 et 10 minutes, le pH du cordon, l'âge gestationnel à la naissance ou la durée d'hospitalisation. Les groupes étaient également comparables au niveau du sexe des enfants et de leur lieu de transfert après la naissance. Les enfants du groupe exposé n'apparaissaient pas plus flasques ou plus hypotones à la naissance que les enfants du groupe non exposé. Les deux groupes sont également similaires en ce qui concerne les autres caractéristiques néonatales à la naissance.

Tableau 8 : Caractéristiques néonatales, $32^{0/7} \leq AG \leq 35^{6/7}$

	Exposé			Non exposé			
	N	Moyenne	Écart-type	N	Moyenne	Écart-type	p
MAP à 2h de vie (mm Hg)	16	37,4	5,9	28	35,2	5,2	0,22
Âge gestationnel à la naissance (semaines, jours)	17	$33^{1/7}$	4 J	32	$33^{4/7}$	$1^{1/7}$	0,07
Poids de naissance (g)	17	2202	294	32	2128	477	0,56
Apgar 1	17	7,9	1,3	32	7,4	1,8	0,26
Apgar 5	17	8,8	0,7	32	8,3	1,3	0,21
Apgar 10	17	8,8	0,5	32	8,9	0,6	0,76
pH du cordon	13	7,3	0,04	25	7,27	0,06	0,01
	N	Médiane	Étendue	N	Médiane	Étendue	p
Durée d'hospitalisation	17	8	2-94	32	6,5	1-39	0,87
	N=17	Nombre	%	N=32	Nombre	%	p
Sexe							
Masculin		13	76,5		15	46,9	0,07
Féminin		4	23,5		17	53,1	
Lieu d'hospitalisation							
Soins intensifs		10	58,8		13	40,6	0,22
Soins intermédiaires		7	41,2		15	46,9	
Pouponnière		0	0		4	12,5	
Transfert							
Domicile		5	29,4		12	37,5	0,5
Autre établissement		12	70,6		17	53,1	
Décès		0	0		1	3,1	
Complications à la naissance							
Aspect flasque		0	0		2	6,2	0,54
Aspect hypotone		1	5,6		3	9,4	1
Détresse respiratoire		1	5,6		2	6,2	1
Battement des ailes du nez		3	17,6		5	15,6	1
Tirage		5	29,4		18	56,2	0,13
Plaintes expiratoires		0	0		4	12,5	0,28

Les enfants du groupe exposé présentent une TAM de 37,4 mm Hg alors que ceux du groupe exposés présentent une TAM de 35,2 mm Hg (p=0,22). Les poids de naissance, scores Apgar à 1, 5 et 10 minutes, les pH du sang de cordon, la durée d'hospitalisation au CHU Sainte-Justine sont similaires entre les groupes exposés et non exposés. Les groupes ne sont pas différents en ce qui concerne la proportion d'enfants de chaque sexe, le lieu de transfert, le lieu d'hospitalisation et l'aspect des enfants à la naissance. 2 enfants présentent un aspect flasque dans le groupe non exposé contre aucun dans le groupe exposé et 3 enfants présentent une hypotonie à la naissance dans le groupe non exposé contre un seul dans le groupe exposé.

4. 1. 7 Gestion des variables confondantes

Afin de vérifier que la baisse de la tension artérielle néonatale ne peut pas s'expliquer par l'utilisation concomitante d'autres tocolytiques comme l'indométhacine ou le sulfate de magnésium, ou par la dose de nifédipine reçue, une régression linéaire a été effectuée. Les variables intégrées dans le modèle sont : la dose totale de nifédipine reçue par la mère, l'âge gestationnel à la naissance, la proportion de patientes ayant reçu deux doses de bétaméthasone, l'utilisation d'autres tocolytiques et le protocole de tocolyse dont ont bénéficié les patientes.

Le résultat de ce modèle multivarié (avec un risque α de 5%) montre un impact de l'âge gestationnel à la naissance sur la tension artérielle moyenne à 2 heures de vie, qui permet d'expliquer 18% des hypotensions observées. Aucune des autres variables intégrées dans la régression ne montre d'impact sur la tension artérielle moyenne des enfants à deux heures de vie.

4. 1. 8 Caractéristiques maternelles

Nous avons comparé les données maternelles afin de s'assurer que les groupes exposés et non exposés sont bien comparables.

Les données maternelles dans chaque groupe d'âge gestationnel sont présentées dans le tableau 9.

Tableau 9 : Caractéristiques maternelles exposés vs non exposés

	Exposé			Non exposé			
	N	Moyenne	Écart-type	N	Moyenne	Écart-type	p
Âge maternel							
AG < 28 SA	30	29,5	10,5	9	30	6,4	0,89
28 < AG < 32	37	30,6	4,8	24	34,1	23,1	0,37
32 < AG < 36	17	29,9	21,2	32	28,1	21,5	0,78
Dose totale de nifédipine (mg)							
AG < 28 SA	30	102,7	62,4	9	128,9	35,1	0,24
28 < AG < 32	37	174,9	109	24	115,9	50,4	**0,006**
32 < AG < 36	17	88,1	47,1	32	93,2	63,2	0,78
Administration de 2 doses BM	N	Nombre	%	N	Nombre	%	p
AG < 28 SA	30	24	80	9	9	100	0,3
28 < AG < 32	37	34	91,9	23	22	95,6	1
32 < AG < 36	15	13	86,7	30	29	96,7	0,25
Habitudes de vie	N	Nombre	%	N	Nombre	%	p
Tabac							
AG < 28 SA	30	11	36,7	9	0	0	**0,03**
28 < AG < 32	37	9	24,3	24	8	33,3	1
32 < AG < 36	17	3	17,6	32	4	12,5	0,67
Alcool							
AG < 28 SA	30	2	6,7	9	0	0	1
28 < AG < 32	37	4	10,8	24	0	0	0,12
32 < AG < 36	17	1	5,9	32	0	0	0,34
Drogues							
AG < 28 SA	30	2	6,7	9	0	0	0,6
28 < AG < 32	37	2	5,4	24	1	0	0,5
32 < AG < 36	17	1	5,9	32	1	3,1	0,32
Autres tocolytiques							
Indométhacine							
AG < 28 SA	30	9	30	9	0	0	0,08
28 < AG < 32	37	2	5,4	24	3	12,5	0,33
32 < AG < 36	11	0	0	32	1	3,1	1
Sulfate de Magnésium							
AG < 28 SA	30	6	20	9	0	0	0,3
28 < AG < 32	37	5	13,5	24	2	8,33	0,69
32 < AG < 36	17	4	23,5	32	0	0	**0,01**
Antécédents maternels							
Diabète (1 et 2 confondus)							
AG < 28 SA	30	4	13,8	9	0	0	0,55
28 < AG < 32	37	2	5,4	24	3	12,5	0,37
32 < AG < 36	17	1	5,9	32	0	0	0,35
Hypothyroïdie							
AG < 28 SA	30	2	6,7	9	1	11,1	1
28 < AG < 32	37	2	5,4	24	1	4,2	1
32 < AG < 36	17	0	0	32	2	6,2	1
Asthme							
AG < 28 SA	30	0	0	9	0	0	-
28 < AG < 32	37	0	0	24	2	8,33	0,13
32 < AG < 36	17	0	0	32	2	6,2	1

Pour ce qui est des caractéristiques maternelles, les deux groupes sont comparables au niveau de l'âge maternel, de l'utilisation de corticoïdes et d'autres tocolytiques.

Les patientes du groupe exposé comme celles du groupe non exposé ont reçu deux doses de bétaméthasone dans 80 à 100% des cas, selon les âges gestationnels à la naissance, conformément au protocole de tocolyse. Lorsque l'accouchement des patientes était imminent, les deux doses de bétaméthasone ont parfois été administrées à 12 heures d'intervalle au lieu de 24 heures. Les patientes du groupe exposé ont reçu 103 mg de nifédipine en moyenne alors que celles du groupe non exposé ont reçu 129 mg de nifédipine. Pour les femmes ayant accouché entre 28 et 32 semaines de grossesse, les caractéristiques maternelles ne sont pas significativement différentes entre les groupes exposés et non exposés. La seule différence porte sur la dose de nifédipine reçue par les mères avant l'accouchement : les femmes exposées ont reçu en moyenne 175 mg de nifédipine contre 116 mg chez les femmes non exposées au moment de la naissance (p=0,006).

Les patientes du groupe exposé dont les enfants sont nés avant 28 semaines de grossesse consommaient également plus de tabac, bien que la quantité n'ait pas toujours pu être quantifiée.

Enfin dans le groupe de femmes ayant accouché entre 32 et 36 semaines de grossesse, la seule différence portait sur l'utilisation d'autres tocolytiques. En effet, les femmes du groupe exposé avaient reçu plus de traitement concomitant par sulfate de magnésium que celles du groupe non exposé.

4.2 Objectif secondaire 1 : évaluation des lieux et durées d'hospitalisation

Il n'existe pas de différence significative entre les groupes exposé et non exposé en ce qui concerne les durées d'hospitalisation au CHU Sainte-Justine tous âges gestationnels confondus. Lors de l'analyse stratifiée en fonction des âges gestationnels à la naissance, on remarque toutefois que la durée d'hospitalisation est d'autant plus prolongée que les enfants sont nés prématurément.

En ce qui concerne les lieux d'hospitalisation, il existe une différence statistiquement significative entre les groupes exposé et non exposé (p=0,002). Dans le groupe exposé, 87% des enfants ont été hospitalisés en soins intensifs de néonatalogie alors que dans le groupe non exposé, 67% des enfants ont été hospitalisés en soins intensifs et 28% en soins intermédiaires.

Lorsqu'on étudie les résultats par sous-groupes en fonction de l'âge gestationnel à la naissance, cette différence n'apparaît plus. Tous les enfants nés avant 28 semaines de grossesse ont été hospitalisés en soins intensifs, puisqu'ils nécessitent un suivi et une assistance accrue à la naissance.

4.3 Objectif secondaire 2 : évaluation des complications de naissance

Nous avons évalué un composite des complications néonatales pouvant survenir au moment de la naissance. Celui-ci incluait l'aspect flasque, hypotone, la détresse respiratoire, le battement des ailes du nez, le tirage, les plaintes expiratoires et les cyanoses.

Les résultats de l'évaluation de ces complications sont présentés dans le tableau 10.

Tableau 10 : Complications néonatales entre les enfants exposés et non exposés

Complications néonatales	Exposé			Non exposé			
	N=83	Nombre	%	N=63	Nombre	%	p
Aucune		27	35,2		22	34,9	
Une ou plus		56	67,5		42	66,7	0,86
Deux ou plus		24	28,9		19	30,1	1

D'après ce tableau, il n'apparaît pas de différence statistiquement significative entre les groupes exposé et non exposé en termes de nombre de complications survenues. Lorsqu'on regarde plus en détail les complications survenues entre les groupes, seules les détresses respiratoires apparaissent plus fréquemment dans le groupe exposé à la nifédipine pour les enfants nés avant 28 semaines de grossesse que dans le groupe non exposé.

4.4 Objectif secondaire 3: proportions d'enfants hypotendus dans les groupes exposé et non exposé

Pour ce qui est de ce critère d'étude, nous avons recherché la proportion d'enfants hypotendus dans chaque sous-groupe de population suivant les 3 définitions les plus répandues dans la littérature médicale.

En prenant pour valeur d'hypotension une TAM inférieure à l'âge gestationnel à la naissance, on obtient les résultats consignés dans le Tableau 11.

Tableau 11 : Proportion d'enfants hypotendus (TAM < AG à la naissance)

Hypotension* (TAM < AG à la naissance)	Exposé			Non exposé			
	N	Nombre	%	N	Nombre	%	p
AG < 28 semaines	28	18	64,3	9	8	88,9	0,08
28 < AG < 32 semaines	23	17	73,9	37	31	83,8	0,51
32 < AG < 36 semaines	29	19	65,5	18	13	72,2	0,75

* défini par une tension artérielle moyenne (mm Hg) inférieure à l'AG à la naissance

Il n'y a pas de différence significative en ce qui concerne le nombre d'enfants hypotendus entre les groupes exposés et les groupes non exposés selon cette première méthode d'évaluation de l'hypotension artérielle chez les prématurés pour chaque sous-groupe. Quel que soit l'âge gestationnel des enfants et le groupe, 64 à 89% des enfants sont hypotendus.

En prenant pour valeur d'hypotension une TAM à 2 heures de vie inférieure à 30 mm Hg, on obtient les résultats consignés dans le tableau 12.

Tableau 12 : Proportion d'enfants hypotendus (TAM < 30 mm Hg)

Hypotension (TAM < 30 mm Hg)	Exposé			Non exposé			
	N	Nombre	%	N	Nombre	%	p
AG < 28 semaines	28	23	82,1	8	2	25	**0,005**
28 < AG < 32 semaines	37	6	16,2	23	5	21,7	0,73
32 < AG < 36 semaines	16	1	6,2	28	2	7,1	1

Avec cette méthode d'évaluation de l'hypotension, seuls les enfants nés avant 28 semaines présentent une différence significative (p=0,005) d'hypotension entre le groupe exposé (82%) et le groupe non exposé (25%). Il n'existe pas de différence entre les proportions d'enfants hypotendus dans les groupes exposé et non exposé pour des âges gestationnels supérieurs à 28 semaines de grossesse.

En utilisant les abaques de Cunningham et al pour évaluer l'hypotension chez les enfants de moins de 1500g en fonction de l'âge post-naissance, on obtient les résultats consignés dans le tableau 13. Ces abaques permettent de déterminer la TAM des enfants prématurés de moins de 1500 g suivant leur poids de naissance et leur nombre de jours de vie au cours de leur première semaine (Annexe 3). Nous avons considéré que les enfants de plus de 1500g devaient présenter une TAM supérieure au 10ème percentile de celle des enfants de 1200 à 1500g soit une TAM à 2 heures de vie supérieure à 30 mm Hg.

Tableau 13 : Proportion d'enfants hypotendus (TAM déterminée selon âge post-naissance et le poids)

Hypotension (TAM < 10ème percentile fonction poids)	Exposé			Non exposé			
	N	Nombre	%	N	Nombre	%	p
AG < 28 semaines	28	15	53,6	8	1	12,5	0,053
28 < AG < 32 semaines	37	6	16,2	23	5	21,7	0,73
32 < AG < 36 semaines	16	1	6,2	28	2	7,1	1

Selon cette troisième méthode d'évaluation de l'hypotension, il n'y a pas de différence de proportion d'enfants hypotendus entre les groupes exposé et non exposé. Les enfants non exposés sont plus hypotendus dans le groupe né entre 28 et 32 semaines, tandis que les enfants exposés sont hypotendus dans plus de 50% des cas lorsqu'ils sont nés avant 28 semaines.

En utilisant les abaques de Cunningham et al pour évaluer l'hypotension chez les enfants de moins de 1500g en fonction de l'âge post-naissance, on obtient les résultats consignés dans le tableau 14. Nous n'avons pas intégré dans cette analyse les enfants de plus de

1500 g puisque nous ignorons quelle doit être leur tension artérielle moyenne à 2 heures de vie.

Tableau 14 : Proportion d'enfants hypotendus de moins de 1500 g (TAM déterminée selon âge post-naissance et le poids)

Hypotension (TAM < 10ème percentile fonction poids)	Exposé			Non exposé			
	N	Nombre	%	N	Nombre	%	p
AG < 28 semaines	28	15	53,6	8	1	12,5	0,053
28 < AG < 32 semaines	20	3	15	9	2	22,2	0,63
32 < AG < 36 semaines	0	0	0	2	1	50	-

Dans cette analyse, il n'y a pas de différence entre la proportion d'enfants exposés hypotendus et d'enfants non exposés hypotendus pour des âges gestationnels à la naissance inférieurs à 32 semaines. En ce qui concerne les enfants nés après 32 semaines, il existe trop peu de données pour pouvoir effectuer un test statistique pertinent.

4. 5 Objectif secondaire 4: comparaison des protocoles IR et XL

4. 5. 1 Inclusions

Notre critère d'étude secondaire consistait à comparer les issues de grossesse lorsque les enfants avaient été exposés à l'ancien protocole ou au nouveau protocole de tocolyse par nifédipine. Nous avons repris les mêmes enfants que précédemment.

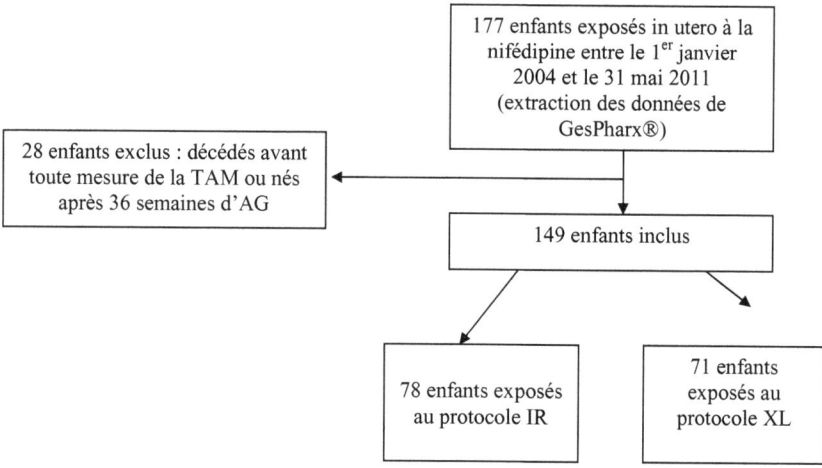

En ce qui concerne notre issue secondaire, 100 enfants ont été exposés au protocole à libération immédiate, administré entre le 1er janvier 2004 et le 1er juillet 2010, et 77 enfants ont été exposés au protocole à libération prolongée, administré depuis juillet 2010.

4. 5. 2 Évaluation de la TAM à 2 heures de vie

Tableau 15 : Caractéristiques néonatales (protocole IR vs XL)

	Protocole IR			Protocole XL		
	N = 78 Moyenne	Écart-type	N = 71	Moyenne	Écart-type	p
MAP à 2h de vie (mm Hg)	33,1	7,1		33,6	6,6	0,69
Âge gestationnel à la naissance (semaines, jours)	30 $^{1/7}$	3 $^{0/7}$		30 $^{1/7}$	3 $^{2/7}$	0,87
Poids de naissance (g)	1538	606		1517	607	0,83
Apgar 1	6,9	2,2		6,3	2,5	0,15
Apgar 5	7,9	1,9		7,7	2	0,54
Apgar 10	8,2	1,7		8,3	1,5	0,62
pH du cordon	7,29	0,17		7,30	0,06	0,79
	N = 78 Médiane	Étendue	N = 71	Médiane	Étendue	p
Durée d'hospitalisation	12	2-135		15	1-205	0,21
	N = 78 Nombre	%	N = 71	Nombre	%	p
Sexe						
Masculin	48	60,7		41	57,7	0,74
Féminin	30	38		30	42,2	
Transfert						
Domicile	33	41,8		23	32,4	0,11
Autre établissement	34	43		36	50,7	
Décès	8	10,1		12	16,9	
Lieu d'hospitalisation						
Soins intensifs	64	81		52	73,2	0,28
Soins intermédiaires	12	15,2		16	22,5	
Pouponnière	1	1,3		3	4,2	
Complications à la naissance						
Aspect flasque	5	6,3		8	11,3	0,39
Aspect hypotone	5	6,3		4	5,6	1
Détresse respiratoire	8	10,1		15	21,1	0,11
Battement des ailes du nez	10	12,6		10	14,1	1
Tirage	31	39,2		40	56,3	0,07
Plaintes expiratoires	3	3,8		6	8,4	0,31
Cyanose	2	2,5		1	1,4	1
Odeur nauséabonde	0	0		3	4,2	0,11

Tous âges gestationnels confondus, il n'existe pas de différence entre le groupe d'enfants exposé à l'ancien protocole de tocolyse par nifédipine et celui exposé au nouveau protocole au niveau de chacune des variables étudiées.

De la même façon que précédemment, nous avons stratifié les enfants par âge gestationnel à la naissance en excluant les enfants décédés avant toute mesure de la tension artérielle moyenne et ceux nés après 36 semaines d'âge gestationnel.

4. 5. 3 Représentation graphique des TAM en fonction des AG

La répartition des tensions artérielles moyennes à deux heures de vie est représentée dans le graphe suivant, selon que les enfants ont été exposés au protocole IR ou XL.

Figure 4 : Répartition des TAM selon l'AG de naissance en fonction des protocoles

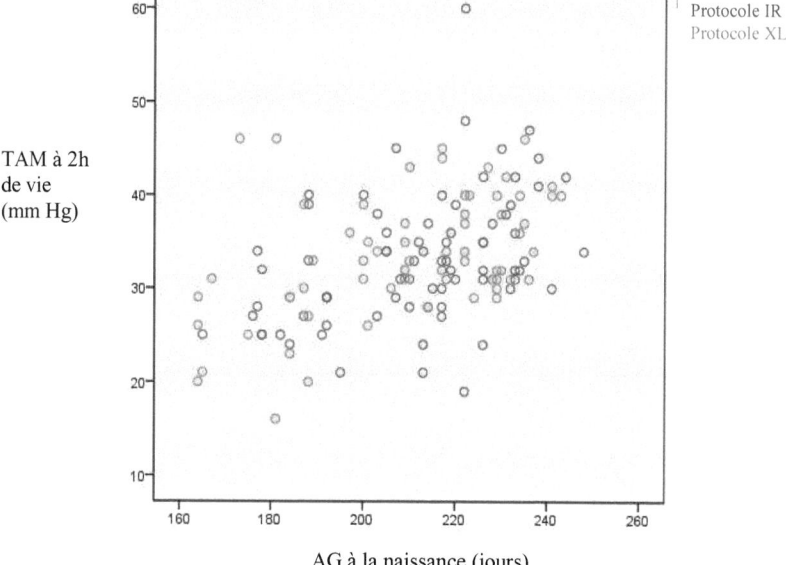

4. 5. 4 Caractéristiques néonatales des protocoles IR vs XL

Les données néonatales concernant les enfants exposés *in utero* à l'un ou l'autre des protocoles sont exposées dans les tableaux suivants.

Tableau 16 : Répartition des enfants dans chaque protocole selon l'âge gestationnel

	Protocole IR	Protocole XL
$AG < 28^{0/7}$	22	18
$28^{0/7} \leq AG \leq 31^{6/7}$	31	29
$32^{0/7} \leq AG \leq 35^{6/7}$	25	24
TOTAL	78	71

Dans le tableau 17, les caractéristiques néonatales des enfants exposés à l'une ou l'autre des formulations de nifédipine et nés avant 28 semaines de grossesse sont présentées.

Tableau 17 : Caractéristiques néonatales, AG < 28 [0/7]

	Protocole IR			Protocole XL			
	N	Moyenne	Écart-type	N	Moyenne	Écart-type	p
MAP à 2h de vie (mm Hg)	19	28,6	5	17	28,8	8,5	0,92
Âge gestationnel à la naissance (semaines, jours)	22	26 [1/7]	1 [1/7]	17	25 [2/7]	1 [2/7]	0,05
Poids de naissance (g)	22	807,8	160	18	771,4	159,1	0,48
Apgar 1	22	5,6	2,1	18	4,3	2,5	0,07
Apgar 5	22	6,8	2,4	18	6,3	2,5	0,49
Apgar 10	22	7,3	2,1	18	7,3	2,3	0,99
pH du cordon	19	7,34	0,05	10	7,32	0,05	0,32
	N	Médiane	Étendue	N	Médiane	Étendue	p
Durée d'hospitalisation (jours)	22	90	2-135	18	93	1-205	0,47
	N=22	Nombre	%	N=18	Nombre	%	p
Sexe							
Masculin		16	72,7		11	61,1	0,51
Féminin		6	27,3		7	38,9	
Lieu hospitalisation							
Soins intensifs		22	100		18	100	-
Transfert							
Domicile		13	59,1		7	38,9	0,05
Autre établissement		4	18,2		1	5,5	
Décès		4	18,2		10	55,5	
Complications à la naissance							
Aspect flasque		1	4,5		4	22,2	0,16
Aspect hypotone		1	4,5		1	5,5	1
Détresse respiratoire		5	22,7		9	50	0,18
Battement des ailes du nez		2	9,1		3	16,7	0,65
Tirage		9	40,9		5	27,8	0,5
Plaintes expiratoires		1	4,5		0	0	1
Odeur nauséabonde		2	9,1		1	5,5	1

Les enfants du groupe IR présentent une TAM à 2h de vie de 28,6 mm Hg contre 28,8 mm Hg chez les enfants du groupe XL (p=0,92). Les groupes sont comparables en ce qui concerne le poids de naissance des enfants, l'âge gestationnel à la naissance, les scores Apgar à 1, 5 et 10 minutes, le pH du sang de cordon et la durée d'hospitalisation. Les deux groupes sont également similaires en ce qui concerne le sexe des enfants, le lieu d'hospitalisation après la naissance, le lieu de transfert et l'aspect à la naissance. On retrouvait un enfant hypotonique dans chacun des groupes alors qu'un enfant présentait un aspect flasque dans le groupe à libération immédiate contre quatre enfants dans le groupe à libération prolongée.

Tableau 18 : Caractéristiques néonatales, $28^{0/7} \leq AG \leq 31^{5/7}$

	Protocole IR			Protocole XL			
	N	Moyenne	Écart-type	N	Moyenne	Écart-type	p
MAP à 2h de vie (mm Hg)	31	33,7	7,8	28	34,4	4,8	0,51
Âge gestationnel à la naissance (semaines, jours)	31	$30^{3/7}$	$0^{6/7}$	28	$30^{2/7}$	$1^{1/7}$	0,57
Poids de naissance (g)	31	1521,5	241,8	29	1475,1	269,1	0,48
Apgar 1	31	7,1	2,4	29	6,6	2,4	0,41
Apgar 5	31	8,1	1,8	29	7,8	1,8	0,57
Apgar 10	31	8,3	1,6	29	8,4	1,1	0,71
pH du cordon	22	7,26	0,29	18	7,3	0,04	0,64
	N	Médiane	Étendue	N	Médiane	Étendue	p
Durée d'hospitalisation	30	26,5	3-83	28	18	1-91	0,07
	N=31	Nombre	%	N=29	Nombre	%	p
Sexe							
Masculin		18	58		16	55,2	0,8
Féminin		13	42		13	44,8	
Lieu hospitalisation							
Soins intensifs		28	90,3		26	89,6	1
Soins intermédiaires		3	9,7		3	10,3	
Transfert							
Domicile		13	40,6		6	20,7	0,14
Autre établissement		14	46,9		21	72,4	
Décès		2	6,2		2	6,9	
Complications à la naissance							
Aspect flasque		3	9,4		3	10,3	1
Aspect hypotone		0	0		3	10,3	0,11
Détresse respiratoire		1	3,1		6	20,7	**0,05**
Battement des ailes du nez		4	12,5		3	10,3	1
Tirage		16	50		19	65,5	0,31
Plaintes expiratoires		1	3,1		3	10,3	0,35
Cyanose		0	0		3	10,3	0,11

Les 31 enfants du groupe à libération immédiate présentent une TAM à 2 heures de vie de 33,7 mm Hg contre une TAM de 34,4 mm Hg dans le groupe de 29 enfants dont les mères ont bénéficié du traitement par le protocole à libération prolongée (p=0,51). Les deux groupes ne sont pas non plus significativement différents pour l'ensemble des données néonatales, à savoir le poids de naissance, l'âge gestationnel à la naissance, les scores Apgar à 1, 5 et 10 minutes, le pH du sang de cordon, la durée et le lieu d'hospitalisation au CHU Sainte-Justine, le lieu de transfert et l'aspect à la naissance des enfants.

Tableau 19 : Caractéristiques néonatales, $32^{0/7} \leq AG \leq 35^{6/7}$

	Protocole IR			Protocole XL			
	N	Moyenne	Écart-type	N	Moyenne	Écart-type	p
MAP à 2h de vie (mm Hg)	23	36,2	5,8	24	35,9	5	0,87
Âge gestationnel à la naissance (semaines, jours)	25	$33^{2/7}$	$1^{0/7}$	24	$33^{0/7}$	$0^{6/7}$	0,26
Poids de naissance (g)	25	2181,7	411,1	24	2059,8	428,1	0,31
Apgar 1	25	7,7	1,7	24	7,2	1,7	0,3
Apgar 5	25	8,5	1	24	8,3	1,3	0,58
Apgar 10	25	8,8	0,6	24	8,8	0,5	0,84
pH du cordon	23	7,28	0,06	13	7,29	0,07	0,56
	N	Médiane	Étendue	N	Médiane	Étendue	p
Durée d'hospitalisation	25	5	2-94	24	4	1-39	0,07
	N=25	Nombre	%	N=24	Nombre	%	p
Sexe							
Masculin		14	56		13	54,2	1
Féminin		11	44		11	45,8	
Lieu d'hospitalisation							
Soins intensifs		15	60		10	41,7	0,22
Soins intermédiaires		9	36		15	6,7	
Pouponnière		1	4		0	0	
Transfert							
Domicile		7	28		8	33,3	0,38
Autre établissement		15	60		16	66,7	
Décès		3	12		0	0	
Complications à la naissance							
Aspect flasque		1	4		1	4,2	1
Aspect hypotone		4	16		0	0	0,11
Détresse respiratoire		2	8		1	4,2	1
Battement des ailes du nez		4	16		5	20,8	0,72
Tirage		7	28		16	66,7	**0,01**
Plaintes expiratoires		1	4		3	12,5	0,35

Les enfants dont les mères ont été traitées par le protocole de nifédipine à libération immédiate présentent une TAM à 2h de vie de 36,2 mm Hg contre 35,9 mm Hg chez les enfants dont les mères ont reçu de la nifédipine à libération prolongée.
Les deux groupes sont comparables au niveau de toutes les autres issues néonatales. Les enfants du groupe exposés à la forme à libération prolongée ont cependant présenté plus de tirage que ceux du groupe à libération immédiate (67% vs 28%, p=0,01).

4. 5. 5 Complications néonatales

Nous avons étudié un composite des complications pouvant survenir à la naissance, dont les résultats sont présentés dans le tableau suivant.

Tableau 20 : Complications néonatales selon les protocoles utilisés

Complications néonatales	Protocole IR			Protocole XL			
	N=76	Nombre	%	N=71	Nombre	%	p
Aucune		29	38,2		20	28,2	
Une ou plus		47	61,8		51	71,8	0,22
Deux ou plus		16	21,1		27	38	0,03

Selon ce tableau, on n'observe pas de différence statistiquement significative entre les enfants ayant eu des complications avec le protocole IR ou le protocole XL. Par contre, quand on regarde les enfants ayant eu plus de 2 complications à la naissance, on constate que 38% des enfants exposés au protocole XL ont eu des complications à la naissance contre 21% des enfants exposés au protocole IR (p=0,03).

4. 5. 6 Gestion des données confondantes

Afin de vérifier que la baisse de la tension artérielle néonatale ne peut pas s'expliquer par l'utilisation concomitante d'autres tocolytiques comme l'indométhacine ou le sulfate de magnésium, ou par la dose de nifédipine reçue, une régression logistique a été effectuée. Les variables explicatives intégrées dans le modèle sont : la dose totale de nifédipine reçue par la mère, l'âge maternel, l'âge gestationnel à la naissance, l'utilisation d'autres tocolytiques et le nombre de doses de bétaméthasone dont ont bénéficié les patientes.

Le résultat de ce modèle multivarié (avec un risque α de 5%) montre un lien entre la dose totale de nifédipine administrée et la tension artérielle moyenne à 2 heures de vie. Aucun des autres paramètres n'a d'influence, de telle sorte que les résultats observés sont imputables au protocole de tocolyse utilisé et à la dose totale de nifédipine. Nous savons que la dose est plus élevée lorsque le protocole utilisé est le protocole XL. Vingt-sept pour cent des résultats peuvent s'expliquer par la dose de nifédipine utilisée.

4. 5. 7 Caractéristiques maternelles des protocoles IR vs XL

Nous avons comparé les données maternelles dans le groupe exposé au protocole IR et dans le groupe exposé au protocole XL, de façon à s'assurer que nos deux groupes soient bien comparables. Les résultats sont présentés dans le tableau 21.

Tableau 21 : Caractéristiques maternelles (IR vs XL)

	Protocole IR			Protocole XL			
	N	Moyenne	Écart-type	N	Moyenne	Écart-type	p
Âge maternel							
AG < 28 SA	22	29,2	4,5	18	31,9	5,8	0,1
28 < AG < 32	32	29,3	5,2	29	31,3	4,7	0,11
32 < AG < 36	23	29,4	6,1	24	30,1	6,3	0,69
Dose totale de nifédipine (mg)							
AG < 28 SA	22	97,7	51,9	18	142,8	37,7	**0,004**
28 < AG < 32	32	115,3	50,3	29	196,6	109,6	**0,001**
32 < AG < 36	23	92,6	22,8	24	149,2	42,9	**< 0,001**
Administration 2 doses de BM	N	Nombre	%	N	Nombre	%	p
AG < 28 SA	21	15	71,4	18	18	100	**0,02**
28 < AG < 32	31	29	93,5	29	27	93,1	1
32 < AG < 36	21	19	90,5	24	23	95,8	0,45
Habitudes de vie	N	Nombre	%	N	Nombre	%	p
Tabac							
AG < 28 SA	22	7	31,8	18	4	22,2	1
28 < AG < 32	32	9	28,1	29	8	27,6	0,54
32 < AG < 36	21	5	20	24	2	8,3	0,22
Alcool							
AG < 28 SA	22	0	0	18	2	11,1	0,14
28 < AG < 32	32	0	0	29	4	13,8	**0,01**
32 < AG < 36	21	1	4	24	0	0	0,46
Drogues							
AG < 28 SA	22	0	0	18	2	11,1	0,14
28 < AG < 32	32	2	6,25	29	1	3,4	1
32 < AG < 36	21	1	4	24	0	0	0,46
Autres tocolytiques							
Indométhacine							
AG < 28 SA	22	5	22,7	18	5	22,7	0,73
28 < AG < 32	32	2	6,25	29	3	10,3	0,66
32 < AG < 36	21	1	4	24	0	0	1
Sulfate de Magnésium							
AG < 28 SA	22	7	31,8	18	0	0	0,11
28 < AG < 32	32	7	21,9	29	2	6,9	0,15
32 < AG < 36	21	4	16	24	0	0	0,11
Antécédents maternels							
Diabète							
AG < 28 SA	22	2	9,1	18	0	0	0,49
28 < AG < 32	32	1	3,1	29	2	6,9	0,6
32 < AG < 36	21	1	4	24	1	4,2	1
Hypothyroïdie							
AG < 28 SA	22	2	9,1	18	2	11,1	1
28 < AG < 32	32	0	0	29	3	10,3	0,1
32 < AG < 36	21	0	0	24	1	4,2	0,49
Asthme							
AG < 28 SA	22	0	0	18	0	0	-
28 < AG < 32	32	2	6,25	29	0	0	0,49
32 < AG < 36	21	2	8	24	0	0	0,49

Les deux groupes ne sont pas statistiquement différents pour ce qui est de l'âge maternel, des habitudes de vie, de l'utilisation d'autres tocolytiques et des antécédents maternels. On observe cependant une différence significative en ce qui concerne la consommation d'alcool chez les patientes ayant accouché entre 28 et 32 semaines entre le groupe exposé au protocole IR et le groupe exposé au protocole XL (0% vs 14%, p=0,01) sans que la consommation ait pu être quantifiée.

Les patientes du groupe à libération prolongée dont les enfants sont nés avant 28 semaines de grossesse ont reçu un nombre de doses de bétaméthasone plus important que celles du groupe IR.

Dans chacune des groupes d'âge gestationnel, les femmes ayant bénéficié du protocole à libération prolongée ont reçu des doses totales de nifédipine significativement plus élevées (entre 93 et 115 mg en moyenne) que celles du groupe à libération immédiate (entre 143 et 197 mg en moyenne de nifédipine). La différence peut s'expliquer en partie par la dose de charge plus élevée ainsi que par une prolongation de la tocolyse au delà de 24 heures, ainsi que par un plus grand nombre de tocolyses reçues.

4. 5. 8 Proportion d'hypotensions

Pour ce qui est de notre critère d'étude secondaire, nous avons recherché la proportion d'enfants hypotendus dans chaque sous-groupe de population qu'ils aient été exposés au protocole à libération immédiate ou prolongée, suivant les 3 définitions les plus répandues dans la littérature médicale.

En prenant pour valeur d'hypotension une TAM inférieure à l'âge gestationnel à la naissance, on obtient les résultats consignés dans le Tableau 22.

Tableau 22 : Proportion d'enfants hypotendus (TAM < âge gestationnel)

Hypotension (TAM < AG à la naissance)	Protocole IR			Protocole XL			
	N	Nombre	%	N	Nombre	%	p
AG < 28 semaines	19	14	73,7	17	12	70,6	1
28 < AG < 32 semaines	32	23	71,9	28	25	89,3	0,12
32 < AG < 36 semaines	23	15	65,2	24	17	70,8	0,76

Il n'y a pas de différence significative en ce qui concerne le nombre d'enfants hypotendus entre les groupes exposés au protocole à libération immédiate et ceux exposés au protocole à libération prolongée.

En tenant compte de la méthode considérant que des enfants sont hypotendus pour des valeurs de TAM à 2 heures de vie de 30 mm Hg, on obtient les résultats consignés dans le Tableau 23.

Tableau 23 : Proportion d'enfants hypotendus (TAM < 30 mm Hg)

Hypotension (TAM < 30 mm Hg)	Protocole IR			Protocole XL			
	N	Nombre	%	N	Nombre	%	p
AG < 28 semaines	22	14	63,6	18	11	61,1	0,6
28 < AG < 32 semaines	32	8	25	28	3	10,7	0,19
32 < AG < 36 semaines	23	1	4,3	24	2	8,3	1

Il n'existe pas de différence entre la proportion d'enfants hypotendus avec l'un ou l'autre des protocoles de tocolyse utilisés au CHU Sainte-Justine. Les enfants sont hypotendus à plus de 60% lorsqu'ils naissent avant 28 semaines, entre 10 et 25% entre 28 et 32 semaines et à moins de 10% lorsqu'ils naissent entre 32 et 36 semaines.

En considérant l'hypotension d'après les abaques établis par Cunningham, les résultats obtenus sont consignés dans le tableau 24. Nous avons considéré que les enfants de plus de 1500 g devaient présenter une TAM supérieure au 10ème percentile de celle des enfants de 1200 à 1500 g soit une TAM à 2 heures de vie supérieure à 30 mm Hg.

Tableau 24 : Proportion d'enfants hypotendus (TAM déterminée selon âge post-naissance et le poids)

Hypotension (TAM < 10ème percentile fonction poids)	Protocole IR			Protocole XL			
	N	Nombre	%	N	Nombre	%	p
AG < 28 semaines	19	9	47,4	17	7	41,2	0,75
28 < AG < 32 semaines	32	8	25	28	3	10,7	0,19
32 < AG < 36 semaines	23	1	4,3	24	0	0	0,49

Il n'existe pas de différence entre les proportions d'enfants hypotendus entre ceux qui ont été exposés au protocole à libération immédiate et ceux exposés au protocole à libération prolongée, quel que soit leur âge gestationnel.

En utilisant les abaques de Cunningham et al pour évaluer l'hypotension chez les enfants de moins de 1500g en fonction de l'âge post-naissance, on obtient les résultats consignés dans le tableau 25. Nous n'avons pas intégré dans cette analyse les enfants de plus de 1500 g puisque nous ignorons quelle doit être leur tension artérielle moyenne à 2 heures de vie.

Tableau 25 : Proportion d'enfants hypotendus de moins de 1500 g (TAM déterminée selon âge post-naissance et le poids)

Hypotension (TAM < 10ème percentile fonction poids)	Protocole IR			Protocole XL			
	N	Nombre	%	N	Nombre	%	p
AG < 28 semaines	19	9	47,4	17	7	41,2	0,75
28 < AG < 32 semaines	15	3	20	14	2	14,3	1
32 < AG < 36 semaines	0	0	0	2	0	0	-

Dans cette analyse, il n'y a pas de différence entre la proportion d'enfants hypotendus exposés au protocole à libération immédiate et à celui à libération prolongée pour des âges gestationnels à la naissance inférieurs à 32 semaines. En ce qui concerne les enfants nés après 32 semaines, il existe trop peu de données pour pouvoir effectuer un test statistique pertinent.

5. DISCUSSION

Au Canada comme en France, la survenue de naissances prématurées est à l'origine de complications néonatales, d'hospitalisations prolongées et de nombreuses dépenses de santé. Afin de diminuer ces risques, les patientes présentant un travail préterme peuvent bénéficier d'une administration de tocolytique, dont le plus répandu est actuellement la nifédipine. L'exposition à la nifédipine *in utero* peut être responsable d'effets indésirables chez les femmes exposées comme chez les enfants, notamment d'hypotensions puisqu'il s'agit d'un médicament antihypertenseur. Nous avons donc pensé qu'il serait justifié de s'intéresser à l'effet de cette exposition prénatale sur la tension artérielle des enfants exposés *in utero*.

L'étude que nous avons réalisée a permis d'analyser 149 dossiers d'enfants hospitalisés au CHU Sainte-Justine dont les mères ont reçu une tocolyse par nifédipine au cours de leur grossesse. À notre connaissance, aucune étude n'avait examiné spécifiquement les effets d'une exposition *in utero* à la nifédipine sur la tension artérielle de nouveau-nés. L'objectif de cette étude consistait à évaluer l'impact de la nifédipine administrée à la mère comme tocolytique sur la tension artérielle moyenne à 2 heures de vie des nouveau-nés prématurés.

5.1 Objectifs primaires et secondaires

Nous avons choisi de comparer la TAM entre les groupes exposé et non exposé dans la mesure où ceci n'a jamais été publié dans la littérature médicale.

Le critère de jugement principal correspond à l'effet de l'exposition à la nifédipine *in utero* sur la TAM à 2 heures de vie. Dans notre étude, quel que soit l'âge gestationnel des enfants à la naissance, les tensions artérielles moyennes à 2 heures de vie ne sont pas significativement différentes que les enfants aient été exposés à la nifédipine dans les 48 heures précédant l'accouchement ou non.

En considérant que la demi-vie de la nifédipine pourrait être plus longue que prévue, nous avons également comparé les TAM à deux heures de vie entre les enfants exposés plus de 72 heures ou moins de 72 heures avant la dernière prise de nifédipine maternelle. Il apparaît une différence de TAM à deux heures de vie statistiquement significative entre les deux groupes (p=0,03). Lorsque l'analyse est réalisée sur l'ensemble de la population sans stratification, la puissance de l'étude est suffisante pour mettre en évidence une différence de TAM si elle existe. On peut donc penser que la nifédipine pourrait avoir un effet sur la TAM à deux heures de vie des enfants exposés *in utero*.

Au contraire, une fois que nous avons stratifié les données en fonction de l'âge gestationnel à la naissance, il n'y a plus de différence significative entre les TAM à deux heures de vie des enfants du groupe exposé et celles des enfants du groupe non exposé quel que soit le sous-groupe d'âge gestationnel. La puissance de l'étude est cependant insuffisante dans chaque sous-groupe pour pouvoir conclure réellement sur les résultats obtenus.

Lorsqu'on examine les proportions d'enfants hypotendus selon les différentes méthodes suggérées par la littérature médicale, on obtient des résultats variables.
En considérant la définition selon laquelle l'hypotension correspond à une valeur tensionnelle à 2 heures de vie inférieure à l'âge gestationnel de l'enfant exprimé en semaines, on n'observe pas de différence de proportion d'enfants hypotendus entre les groupes exposés et non exposés, quel que soit l'âge gestationnel des enfants à la naissance. En utilisant les abaques établies par Cunningham, on n'observe pas non plus de différence entre les groupes exposés et non exposés (48). La proportion d'enfants hypotendus est plus importante dans le groupe exposé pour des âges gestationnels inférieurs à 28 semaines (53% d'enfants hypotendus) alors que la proportion d'enfants hypotendus dans le groupe non exposé est plus importante dans le groupe né entre 28 et 32 semaines avec 22% d'hypotension.
Toutefois, lorsqu'on considère une valeur limite de tension de 30 mm Hg, il apparaît une différence significative entre le groupe exposé et le groupe non exposé, à savoir une proportion d'enfants hypotendus de 82% dans le groupe exposé contre 25% dans le groupe non exposé lorsque les enfants sont nés avant 28 semaines de grossesse.
Selon cette définition, la nifédipine aurait un effet sur la tension artérielle moyenne des enfants exposés *in utero*. Cependant, cela ne s'observe que pour les enfants nés avant 28

semaines de grossesse et n'a pas été confirmé par les autres définitions de l'hypotension. Il parait donc difficile d'en conclure que la nifédipine présente un effet sur la tension artérielle des enfants à deux heures de vie. Il conviendrait de standardiser les définitions de l'hypotension, d'effectuer de nouveau les analyses en comparant les enfants nés plus ou moins de 72 heures avant l'exposition et de réexaminer nos résultats à la lumière de cette définition de l'hypotension. La mesure de la TAM est bien la méthode recommandée pour rechercher l'hypotension néonatale mais on peut également se demander si la mesure effectuée à 2 heures de vie est la plus révélatrice de la tension artérielle néonatale. Il nous aurait été difficile de relever la TAM avant deux heures de vie dans la mesure où celle-ci n'est pas systématiquement mesurée chez les enfants à la naissance. À l'inverse, nous ne pouvons pas exclure que la nifédipine puisse avoir un effet à plus long terme sur la tension artérielle. Il aurait été possible d'évaluer celle-ci plus tardivement que deux heures après la naissance mais nous aurions eu à prendre en compte un plus grand nombre de facteurs confondants, notamment l'administration de solutés.

Selon C.P. Hafis Ibrahim (42), en dehors de toute exposition à la nifédipine, 16 à 52% des enfants s'avèrent hypotendus alors que selon Barrington (41), on observe 16 à 98% de recours aux soins de support cardiovasculaire chez les prématurés à la naissance. Ceci est en conformité avec les résultats obtenus dans notre étude. Cette large étendue traduit bien la difficulté à mesurer la tension artérielle chez les enfants prématurés.

Suite à la mise en place du nouveau protocole de tocolyse à base de nifédipine 30 mg XL en 2010, on pouvait se demander si les tensions artérielles des enfants exposés *in utero* étaient comparables entre ce nouveau protocole et l'ancien protocole de tocolyse dans la mesure où la dose de nifédipine administrée était plus élevée et la demi-vie du médicament plus longue.

Que les enfants aient été exposés au protocole IR ou au protocole XL, il n'apparaît pas de différence significative au niveau de la tension artérielle moyenne mesurée à 2 heures de vie. De plus, quelle que soit la définition de l'hypotension utilisée, nous n'avons pas observé de différence entre les proportions d'enfants hypotendus exposé à l'un ou l'autre des protocoles, et ceci quel que soit leur âge gestationnel à la naissance.

Il semblerait donc que la forme galénique utilisée est sans influence sur la tension artérielle moyenne des enfants à 2 heures de vie. La puissance est cependant insuffisante cette fois pour tirer des conclusions définitives.

Dans le sous-groupe né à moins de 28 semaines de grossesse, 15 enfants sur 39 (38%) sont décédés au cours de leur hospitalisation au CHU Sainte-Justine. Douze de ces 15 enfants étaient exposés à la nifédipine au moment de leur naissance. Ils sont nés à des âges gestationnels compris entre 23 $^{3/7}$ et 26 $^{6/7}$, et ont été hospitalisés de 1 à 96 jours avant leur décès. Les causes médicales expliquant les décès sont : la prématurité extrême, des insuffisances respiratoires, hépatiques ou des défaillances multi-organiques, des dysplasies broncho-pulmonaires, des septicémies, des entérocolites nécrosantes et une hémorragie intra-ventriculaire.

Dans le sous-groupe né entre 28 et 32 semaines de grossesse, 4 enfants sont décédés sur 61 (6,5%), dont 1 exposé à la nifédipine lors de la naissance. Ces enfants présentaient des AG à la naissance compris entre 29 $^{6/7}$ et 31 $^{5/7}$, et étaient restés hospitalisés entre 3 et 20 jours au CHU Sainte-Justine avant leur naissance. Les causes attribuées aux décès étaient deux cas de malformations cardiaques congénitales, une hernie diaphragmatique droite avec hypertension artérielle pulmonaire et un cas de syndrome transfuseur-transfusé.

Enfin dans le groupe d'AG compris entre 32 et 36 semaines, un enfant (1,7%) est décédé d'un arrêt cardiorespiratoire avec épanchement péricardique important. Il était né à 35 3/7 et était resté au CHU Sainte-Justine 5 jours.

Selon la revue de la littérature réalisée par l'OMS en 2010, 28% des décès dans les 7 jours suivant la naissance, non attribuables à des malformations congénitales, sont le fait de la prématurité (51). D'après le Réseau Canadien de Périnatalité qui a étudié les issues de 2524 grossesses menacées d'accouchements prématurés, 13,6% des enfants étaient décédés après la naissance sans anomalies congénitales (52). Dans notre étude, tous âges gestationnels confondus, nous retrouvons un taux comparable de 18 décès sans malformations congénitales pour 150 naissances soit un taux de décès de 12 %.

Nous avons également comparé les populations maternelles afin de prendre en compte l'âge maternel, la dose totale de nifédipine reçue, le nombre de doses de bétaméthasone reçues, la consommation d'alcool, de tabac, de drogues ainsi que l'exposition à d'autres tocolytiques avant la naissance.

Nous n'avons trouvé aucune différence entre les groupes en ce qui concerne les âges maternels, les pathologies maternelles (diabète, hypothyroïdie, hypertension préexistante) et la dose de bétaméthasone reçue. Les recommandations consistent en l'administration de deux doses à 24 heures d'intervalle ce qui correspond aux résultats observés dans notre étude. Dans certains cas, les patientes ont accouché avant qu'une seconde dose ait pu être administrée alors que dans d'autres cas, les patientes ont bénéficié de plusieurs cures de nifédipine à quelques semaines d'intervalle avec administration d'une troisième dose de bétaméthasone lors de cette seconde tocolyse.

En ce qui concerne la consommation d'alcool, de tabac et de drogues, dans le sous-groupe de femmes ayant accouché à moins de 28 semaines de grossesse, 37% des femmes consommaient du tabac dans le groupe exposé contre aucune dans le groupe non exposé (p=0,03). Cette consommation n'a toutefois pas pu être quantifiée dans tous les cas, l'information étant parfois absente du dossier médical de la patiente. Il n'existait pas de différence entre les groupes pour ce qui est des consommations de drogues ou d'alcool.

La dose de nifédipine administrée peut également influer sur les TAM à deux heures de vie. Il n'apparait pas de différence significative de dose entre les femmes du groupe exposé et celles du groupe non exposé. Par contre, les patientes du groupe IR ont reçu une dose moyenne de 98 mg de nifédipine alors que celles du groupe XL ont reçu une dose moyenne de 143 mg (p=0,004). Ceci peut s'expliquer en partie par le fait que la dose de charge dans le protocole à libération prolongée correspond à une dose de 70 mg de nifédipine alors que la dose de charge dans le protocole à libération immédiate est de 40 mg, de telle sorte qu'au cours d'un traitement normal se limitant à 24 heures, les patientes peuvent recevoir 130 mg de nifédipine dans le protocole XL contre 100 mg dans le protocole IR. De plus, le CHU Sainte-Justine accueille pour des tocolyses des patientes à des âges gestationnels plus précoces qu'en 2004, dans la mesure où les moyens sont meilleurs pour prendre en charge des enfants grands prématurés. Les tocolyses sont plus souvent prolongées au-delà de 24 heures qu'auparavant.

Pour ce qui est des autres tocolytiques administrés, nous nous y sommes intéressés dans la mesure où leur utilisation pourrait expliquer certaines complications à la naissance. L'exposition au sulfate de magnésium notamment pourrait expliquer l'aspect hypotone des enfants (53). Ceci a été observé au cours d'une étude comparant 26 nouveau-nés exposés *in utero* pendant plus de 12 heures à une tocolyse par sulfate de magnésium à 26 témoins. Les enfants exposés présentaient significativement plus d'hypotonies et des scores Apgar significativement plus faibles que les enfants non exposés.

La différence d'exposition au sulfate de magnésium est significative entre les deux groupes exposés et non exposés pour le sous-groupe d'âge gestationnel à la naissance compris entre 32 et 36 semaines.

Cependant, dans chacun des sous-groupes selon l'âge gestationnel, les patientes exposées ont reçu plus de tocolyses par le sulfate de magnésium que les patientes du groupe non exposé. En effet, entre 13 et 23% des patientes ont bénéficié de ce traitement en parallèle de l'administration de nifédipine alors que dans le groupe non exposé, moins de 8% des patientes ont reçu du sulfate de magnésium. Dans de rares cas, les patientes ont bénéficié d'un traitement complémentaire par d'autres tocolytiques. Les patientes traitées par le protocole IR ont parfois été traitées concomitamment par de l'indométhacine ou du sulfate de magnésium, alors que les patientes ayant reçu le protocole XL n'ont reçu de sulfate de magnésium que dans peu de cas. Son usage a été progressivement délaissé au profit de la nifédipine voire de l'indométhacine.

Il n'existe aucune différence au niveau de l'aspect flasque ou hypotonique pour les différents âges gestationnels étudiés. Les seules différences observées portent sur des complications respiratoires (détresse respiratoire et tirage), qui apparaissent plus fréquemment chez les enfants de femmes traitées par le protocole à libération prolongée respectivement dans les sous-groupes d'enfants nés entre 28 et 32 semaines (détresse respiratoire) et entre 32 et 36 semaines (tirage). Pour toutes les autres caractéristiques à la naissance, aucune différence n'était observée entre les groupes. Il est à noter toutefois que sur les 71 patientes traitées par le nouveau protocole, seule deux ont reçu également un traitement par sulfate de magnésium.

Les enfants prématurés présentent des risques plus importants de survenue de troubles respiratoires, difficultés d'apprentissage, de déficits sensoriels et d'infirmité motrice cérébrale. Ceci peut expliquer notamment la survenue de tirage et de détresse respiratoire dans certains sous-groupes de l'étude.

Dans chacun des sous-groupes étudiés, les enfants exposés et non exposés à la nifédipine au moment de la naissance présentaient des poids de naissance, des scores Apgar, des pH de sang de cordon, des lieux et des durées d'hospitalisation similaires. L'exposition à la nifédipine *in utero* ne semble donc pas avoir d'effet sur l'ensemble de ces paramètres.

En ce qui concerne le lieu de transfert à la sortie de l'hôpital, dans le sous-groupe né avant 28 semaines de grossesse, il existe une différence à la limite de la significativité ($p=0,05$) entre les enfants traités par le protocole à libération immédiate dont 60% étaient sortis à domicile alors que 20% étaient décédés, tandis que chez les enfants traités par le protocole à libération prolongée 40% étaient sortis à domicile et 55% étaient décédés. Nos effectifs sont cependant insuffisants pour obtenir des résultats significatifs sur le plan clinique.

Nous avons réalisé des régressions linéaires de façon à savoir si différents facteurs pouvaient expliquer les valeurs tensionnelles observées chez les nouveau-nés et nous n'avons pas retrouvé de facteurs confondants pour quelque âge gestationnel que ce soit.
Les femmes exposées à la nifédipine au moment de l'accouchement ont des âges gestationnels significativement plus faibles que ceux du groupe non exposé. Il s'agit d'un facteur confondant que nous avons pu identifier et pour lequel nous avons contrôlé les résultats. Nous n'avons cependant pas observé de différence de tension artérielle moyenne à 2 heures de vie entre le groupe exposé et le groupe non exposé, avant ou après avoir contrôlé pour l'âge gestationnel. Dans le groupe d'âge gestationnel le plus élevé, les enfants sont moins prématurés donc il parait normal qu'ils soient moins souvent hospitalisés en soins intensifs de néonatalogie et qu'ils présentent des poids de naissance plus faibles. Il aurait été intéressant de réaliser une nouvelle régression linéaire pour

évaluer l'effet de la dose de nifédipine sur la TAM entre enfants exposés ou non exposés dans les 72 heures précédant l'accouchement.

Nous avons également recherché des facteurs pouvant intervenir sur la TAM à deux heures de vie entre le groupe exposé au protocole IR et celui exposé au protocole XL. La seule variable confondante que nous ayons trouvée à l'aide d'une régression logistique est la dose de nifédipine administrée. Ceci est en corrélation avec une dose de charge plus importante ainsi qu'à une prolongation des traitements au-delà de 24 heures plus fréquemment que précédemment, comme cela a déjà été discuté plus haut.

La puissance de l'étude calculée a posteriori pour l'ensemble de la population est de 87,8% pour une analyse bilatérale. Il s'agit d'une puissance suffisante pour mettre en évidence une différence significative de TAM à deux heures de vie entre les groupes si elle existe au risque $\alpha<5\%$.

La puissance calculée pour une analyse bilatérale est de 14% dans la deuxième partie de notre étude. Ceci apparaît nettement insuffisant pour mettre en évidence une différence de TAM chez les patientes exposées à l'un ou l'autre de ces protocoles au risque $\alpha=5\%$, si elle existe. Cette puissance est également insuffisante pour évaluer si la galénique de la nifédipine utilisée dans l'un ou l'autre des protocoles possède un effet sur la TAM à deux heures de vie ou les issues néonatales.

5.2 Forces de l'étude

Cette étude a permis d'évaluer l'effet sur la tension artérielle des nouveau-nés exposés *in utero*, ce qui n'avait pas encore été réalisé à notre connaissance. Nous avons également pu décrire les issues néonatales suite à une exposition à la nifédipine et comparer les protocoles utilisés au CHU Sainte-Justine, confirmant l'innocuité de l'un et de l'autre.

Nous avons sélectionné le nombre de dossiers à recruter pour chacun des groupes parmi les dossiers des patientes ayant reçu de la nifédipine comme tocolytique, évitant ainsi tout biais de sélection. Nous avons utilisé comme source de données les dossiers maternels et néonataux archivés, évitant d'introduire un biais d'information. La sélection des patientes est fonction de leur exposition au médicament ce qui permet d'étudier plusieurs issues secondaires à partir d'une seule exposition. Enfin l'étude n'a pas été réalisée dans un environnement contrôlé, à l'aide de feuilles de recueil standardisées mais dans les conditions réelles d'utilisation.

Le nombre de données manquantes dans cette étude épidémiologique est relativement faible ce qui contribue à la fiabilité des résultats. Nous avons recherché les variables confondantes ce qui nous a permis de vérifier que les résultats obtenus ne peuvent pas être expliqués par les caractéristiques maternelles notamment. Enfin, la puissance de l'étude est suffisante pour mettre en évidence une différence de TAM entre les groupes exposé et non exposé, si elle existe.

5. 3 Limites de l'étude

Ce type d'étude comporte néanmoins plusieurs limites, parmi lesquelles le fait qu'il s'agisse d'une étude rétrospective pour laquelle nous ne pouvons pas récupérer toutes les données. Elle ne permet pas de tirer des conclusions définitives quant à l'effet de l'exposition *in utero* à la nifédipine sur la tension artérielle moyenne à 2 heures de vie des nouveau-nés. Il ne nous a pas été possible de comparer nos données à un groupe témoin qui n'aurait pas été exposé à la nifédipine, puisque la nifédipine est le tocolytique de choix au CHU Sainte-Justine. Il n'y a pas eu de randomisation dans notre étude ce qui risque d'introduire un biais de sélection et limite le contrôle des variables confondantes. Nous ne sommes d'ailleurs pas en mesure de contrôler pour tous les facteurs confondants. Il s'agit d'une étude limitée au CHU Ste-Justine et n'est donc représentative que d'un centre, même si l'hôpital est un de centres mère enfant les plus importants du Québec.

Notre échantillon qui a dû être stratifié est de taille insuffisante pour pouvoir obtenir des résultats statistiques pertinents. En effet, la puissance calculée de notre étude ne permet pas d'obtenir des résultats généralisables à l'ensemble des femmes présentant un travail préterme. Il conviendrait d'étendre encore la période de recueil des données afin d'accroître la taille de notre cohorte.

Il n'est pas non plus possible d'examiner les dossiers de toutes les patientes hospitalisées au CHU Ste-Justine pour tocolyse ce qui limite la validité externe de notre étude. En effet, nous ne pouvons recueillir les données des patientes accouchant en dehors du CHU

Ste-Justine. Le CHU Sainte-Justine qui est une maternité de niveau III, accueille des grossesses à risque. Les patientes hospitalisées au CHU représentent souvent des cas plus sévères que dans d'autres hôpitaux. Nous nous sommes heurté au fait que de nombreuses patientes reçoivent un traitement tocolytique au CHU Sainte-Justine mais présentent ensuite un état suffisamment stable pour retourner à leur hôpital d'origine, ce qui nous a empêché de recueillir les issues de nombreuses grossesses. Les enfants transférés à la pouponnière présentaient un état général suffisamment bon à la naissance pour que leur tension artérielle moyenne n'ait pas besoin d'être évaluée au cours de leur hospitalisation. Enfin, nous avons considéré pendant notre étude que les enfants exposés à la nifédipine plus de 48 heures avant l'accouchement étaient non exposés à la nifédipine. Or la demi-vie de la nifédipine 30 mg XL étant plus prolongée, on ne peut pas exclure que les enfants exposés nés un peu plus de 48 heures suivant la dernière prise de nifédipine par la mère ait été exposés également. Il conviendrait de poursuivre l'étude en considérant un délai de 72 heures ou plus pour la non-exposition des nouveau-nés à la nifédipine.

CONCLUSION

Il n'existait jusqu'ici que peu d'études évaluant les issues de grossesses suite à des expositions *in utero* à la nifédipine, et pas d'études en ce qui concerne l'évaluation des tensions artérielles chez les nouveau-nés exposés *in utero* à la nifédipine. L'étude que nous avons réalisée sur 149 nouveau-nés indique que l'administration de nifédipine à la mère en grossesse ne semble pas avoir d'effet sur la tension artérielle moyenne des nouveau-nés à deux heures de vie lorsqu'on considère que les patientes n'ont pas été exposées dans les 48 heures avant l'accouchement mais la nifédipine semble avoir un effet sur la TAM des nouveau-nés à deux heures de vie lorsqu'on considère un délai avant accouchement de 72 heures. Les services de gynécologie prennent de plus en charge des femmes en travail préterme à des âges gestationnels de plus en plus faibles, qui sont amenées à recevoir des tocolytiques parfois avant 24 semaines de grossesse. Les enfants naissent peut-être plus prématurément qu'auparavant, ce qui pourrait expliquer une partie des hypotensions observées dans le service de néonatalogie.

Il apparaît enfin que le nouveau protocole de tocolyse par nifédipine mis en place au sein du CHU Sainte-Justine ne présente pas plus de risques pour les enfants que le précédent.

Un suivi plus serré de la TAM des enfants prématurés exposés à la nifédipine *in utero* au cours de 72 heures précédant l'accouchement pourrait être recommandé.

ANNEXE 1 : Ancien protocole de tocolyse par nifédipine du CHU Sainte-Justine (jusqu'en juillet 2010).

DIAGNOSTIC :	
PATHOLOGIES CHRONIQUES :	
ALLERGIES :	
AUCUNE ALLERGIE CONNUE :	☐
Poids (Kg) _____ Taille (cm) _____ S.C. (m²) _____	

DATE HEURE DE PRESCRIPTION	INFIRMIÈRE		ORDONNANCES MÉDICALES FOPR
	RELEVÉ FAIT	FAXÉ À LA PHARMACIE date-heure-init	*Ces 3 ne peuvent être exécutées qu'au Département de Pharmacie de l'Hôpital Ste-Justine ** Les ordonnances doivent comprendre la signature du médecin et son no. de permis
			Tocolyse NIFÉDIPINE (ADALAT)
			SOINS INFIRMIERS
			☐ Installer un cathéter intraveineux #18
			☐ Bolus de Lactate Ringer 500 mL en _____ minutes
			☐ Soluté de base : Dextrose 5%-NaCl 0.9% à 150 mL/h ou _____ ml/h
			Pression Artérielle et Pouls maternel pré-nifédipine et 15 minutes après chaque dose de nifédipine. Aviser le médecin si pression diastolique < 40 mmHg
			Monitorage fœto-maternel jusqu'à l'arrêt des contractions ressenties par la patiente(< 4 par heure). *Fréquence d'interprétation selon les normes du monitorage continu.*
			Observation à l'unité des naissances jusqu'à l'arrêt des contractions ou pour 3 heures minimum.
			Soutien et EVA selon les normes de soins infirmiers
			☐ NPO ☐ Protocole diète liquide ☐ Diète normale
			LABORATOIRES ET ANALYSES
			FSC, électrolytes, créatinine à l'admission
			Groupe ABO, Rh si inconnus
			Hépatite B, Rubéole, VIH si inconnus
			Analyse et culture d'urine à l'admission
			☐ Fibronectine vaginale avant tout examen vaginal
			☐ Échographie de présentation et longueur cervicale
			☐ Culture du col pour la gonorrhée et le Chlamydia
			☐ Culture vaginale et anale pour le streptocoque du groupe B
			Signature médecin :

DATE HEURE DE PRESCRIPTION	INFIRMIÈRE		ORDONNANCES MÉDICALES *Ces 3 ne peuvent être exécutées qu'au Département de Pharmacie de l'Hôpital Ste-Justine ** Les ordonnances doivent comprendre la signature du médecin et son no. de permis
	RELEVÉ FAIT	FAXÉ À LA PHARMACIE date-heure-init	
			MÉDICAMENTS
			Dose d'attaque
			Nifédipine 20 mg PO en une dose, répéter **nifédipine** 10 mg aux 20 minutes pour un maximum de 2 doses. Maximum de 40 mg dans les premières 40 à 60 minutes
			Dose de maintien
			Si le travail cesse après dose d'attaque, nifédipine 20 mg PO aux 8 heures pour ☐ 24h ☐ 48h ☐ soluté de base (D5% Nacl 0.9) à TVO ou _____
			☐ Bétaméthasone 12 mg IM q 24 heures pour deux doses si grossesse entre 24 et 34 semaines
			Si échec de tocolyse ou contre-indication à la Nifédipine ☐ *Indométhacine 50 mg suppositoire IR suivi de indométhacine 25 mg PO q 6 hrs pour 48 hrs. Ne pas administrer si > que 32 semaines*
			ANTIBIOPROPHYLAXIE
			Si Streptocoque du Groupe B (SB) positif ou statut inconnu ou sepsis néonatal à SB lors d'une grossesse antérieure ☐ pénicilline G 5 Mu I/V suivi de 2.5 Mu I/V q 4hrs ad accouchement OU ☐ Ampicilline 2 g I/V suivi de 1 g q 6 hrs ad accouchement **si allergie à la pénicilline** ☐ cefazoline 2 g I/V suivi de 1 g q 8 hrs ad accouchement OU ☐ clindamycine 900 mg I/V q 8hrs ad accouchement OU ☐ érythromycine 500 mg I/V q 6 hrs ad accouchement **si résistance à la clindamycine ou érythromycine** ☐ vancomycine 1 g I/V q 12 hrs ad accouchement
			Signature médecin :

ANNEXE 2 : Nouveau protocole de tocolyse du CHU Sainte-Justine (depuis juillet 2010).

Centre Hospitalier Universitaire SAINTE-JUSTINE
ORDONNANCES MÉDICALES

Diagnostic : _____

Aucune allergie connue (à cocher obligatoirement si applicable) : ☐

Allergies : _____

Intolérances : _____

Poids (kg) : _____ Taille (cm) : _____ Surface corporelle (m²) : _____

Âge gestationnel (sem) : _____ Poids à la naissance (kg) : _____

Feuille d'ordonnance pré-rédigée (FOPR) individuelle OU collective
FOPRI - 0003 - Tocolyse avec nifédipine (1 de 2)

SOINS INFIRMIERS

- ☐ Installer un cathéter intraveineux #18
- ☐ **Lactate ringer** 500 mL en **perfusion IV** de 15 minutes à l'admission à l'unité des naissances
- ☐ Soluté de base : **Dextrose 5 % - NaCl 0,9 %** en **perfusion IV** à 150 mL/h ou _____ mL/h et TVO après Protocole. Bouchons membrane 24 heures post TVO.
- Signes vitaux (TA, FC, FR) pré-nifédipine et 15 minutes après chaque dose de nifédipine régulière et 6 heures après nifédipine longue action. Aviser le médecin si TA diastolique < 40 mmHg
- Monitorage fœtal jusqu'à l'arrêt des contractions ressenties par la patiente (< 4 contractions utérines par heure)
- Observation à l'unité des naissances (minimum 3 h) jusqu'à l'arrêt des contractions puis transfert à l'étage
- NPO à la salle d'accouchement puis diète selon tolérance à l'étage

LABORATOIRES ET ANALYSES

- FSC, électrolytes, créatinine à l'admission
- Analyse et culture d'urine à l'admission
- Groupe sanguin, rhésus si inconnus
- Hépatite B, rubéole, VIH si inconnus
- Fibronectine vaginale avant l'examen (24-34 sem. de gestation)*
  *(voir algorithme d'utilisation de la fibronectine)
- Échographie de présentation et longueur cervicale
- Culture du col pour la gonorrhée et la chlamydia
- Culture vaginale et anale pour le streptocoque du groupe B

MÉDICAMENTS

Nifédipine régulière (Adalat^{md}) 20 mg **PO** une première dose

Nifédipine régulière (Adalat^{md}) 10 mg **PO** une dose **20 minutes plus tard**

Nifédipine régulière (Adalat^{md}) 10 mg **PO** une dose **AVEC Nifédipine longue action (Adalat XL^{md})** 30 mg **PO** une dose, **20 minutes après la deuxième dose de nifédipine régulière**

Si le travail cesse :

Nifédipine longue action (Adalat XL^{md}) 30 mg **PO** aux 12 heures pour ☐ 24 heures ☐ 48 heures

- ☐ **Bétaméthasone** 12 mg **IM** aux 24 heures pour 2 doses
  (Si grossesse entre 24 et 34 semaines, et pas d'autre dose reçue antérieurement)
- ☐ **Indométhacine** 50 mg **IR** une dose, puis 25 mg **PO** aux 6 heures pour 8 doses.
  (Ne pas administrer si grossesse de plus de 32 semaines)

Relevé et télécopié à la pharmacie par :	Signature du médecin ou professionnel autorisé à prescrire	Date et heure
Date : Heure :		No. de permis

Ces ordonnances ne peuvent être exécutées qu'au département de pharmacie du CHU Site-Justine
La présence de carrés (☐) indique un choix à cocher obligatoirement lorsqu'applicable
La présence de [FADM] est une notation réservée à l'usage de la pharmacie

FOPRI-0003
Disponible sur INTRANET pharmacie (FOPR)
Date/heure : 20101118-1300

Programme clientèle : Santé de la mère et de l'enfant
Médecin responsable : Drs François Audibert, Diane Francoeur
Infirmière responsable : Christianne Grondin
Pharmacien responsable : Marie-Sophie Brochet

Centre Hospitalier Universitaire SAINTE-JUSTINE
ORDONNANCES MÉDICALES

Diagnostic : _____

Aucune allergie connue (*à cocher obligatoirement si applicable*) : ☐

Allergies : _____

Intolérances : _____

Poids (kg) : _____ Taille (cm) : _____ Surface corporelle (m²) : _____

Âge gestationnel (sem) : _____ Poids à la naissance (kg) : _____

Feuille d'ordonnance pré-rédigée (FOPR) individuelle OU collective
FOPRI - 0003 - Tocolyse avec nifédipine (2 de 2)

Espace infirmier	

MÉDICAMENTS (suite)

- ☐ **Pénicilline G** 5 millions d'unités **IV** une dose, puis 2,5 millions d'unités **IV** aux 4 heures jusqu'à l'accouchement ou transfert à l'unité de soins ou cessation du protocole (aviser pharmacie).

Si patiente allergique à la pénicilline :

- ☐ **Céfazoline** 2 g **IV** une dose, puis 1 g **IV** aux 8 heures jusqu'à l'accouchement (si risque d'anaphylaxie faible)
- ☐ **Clindamycine** 900 mg **IV** aux 8 heures jusqu'à l'accouchement (si risque d'anaphylaxie modéré à élevé)
- ☐ **Vancomycine** 1 g **IV** aux 12 heures jusqu'à l'accouchement (si résistance à la clindamycine)

- ☐ **Acétaminophène** 650 mg **PO** aux 6 heures PRN
- ☐ **Multivitamines prénatales** 1 comprimé **PO** DIE
- ☐ **Docusate de sodium** 100 mg **PO** BID
- ☐ **Oxazépam** 15 mg **PO** DIE au coucher PRN

Autres : _____

Relevé et télécopié à la pharmacie par : _____

Signature du médecin ou professionnel autorisé à prescrire

Date et heure

Date : _____ Heure : _____

No. de permis

Ces ordonnances ne peuvent être exécutées qu'au département de pharmacie du CHU Ste-Justine
La présence de carrés (☐) indique un choix à cocher obligatoirement lorsqu'applicable
La présence de [FADM] est une notation réservée à l'usage de la pharmacie

FOPRI-0003
Disponible sur INTRANET pharmacie (FOPR)

Date/heure : 20101118-1300

Programme clientèle : Santé de la mère et de l'enfant
Médecin responsable : Drs François Audibert, Diane Francoeur
Infirmière responsable : Christianne Grondin
Pharmacien responsable : Marie-Sophie Brochet

ANNEXE 3 : Courbes représentant les tensions chez les enfants en fonction de l'âge gestationnel à la naissance, du poids et de l'âge post-natal (abaques de Cunningham)

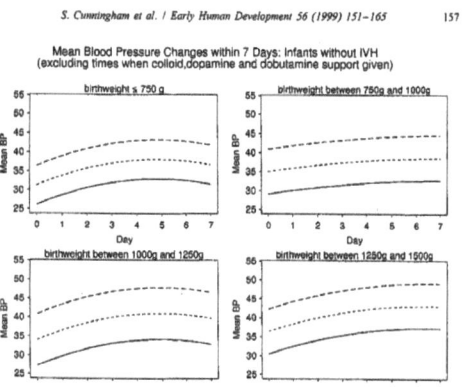

ANNEXE 4 : Feuille de collecte des données

PROFILS DE LA MÈRE ET DE L'ENFANT

N° de dossier de la mère: ……………………..
N° de dossier de du nouveau–né 1: …………..
N° de dossier de du nouveau–né 2: …………..
N° de dossier de du nouveau–né 3: …………..

Données socio-démographiques : *(EI+feuille d'admission+NE)*

Age : _ _ ans

Consommation:	O	N	?
Alcool	☐	☐	☐
Tabac	☐	☐	☐
Drogue	☐	☐	☐

Données médicales :

Grossesse monofoetale ☐ Grossesse gémellaire ☐   Triplés ☐ (EI)

Traitement usuel à l'accouchement :   (NE)   *ATCD médicaux :(pathologie/année) :* (NE+EI)

……………………………………………….   HTA ☐   Diabète ☐   Hypothyroïdie ☐

……………………………………………..   ……………………………………………..

Tocolyse :

Dose totale de nifédipine : _ _ _ mg
Date de la dernière dose de nifédipine : _ _/_ _/_ _ _ _
Nombre de doses de bétaméthasone :……
Utilisation d'autres tocolytiques : ☐ Indométhacine (dose = ……)
                                   ☐ Sulfate de Magnésium (dose = …….)
Date de la dernière dose d'autre tocolytique : …………………………

Données néonatales : *(EI)*

Date de naissance :_ _/_ _/_ _ _ _ _ _H_ _   Age gestationnel : _ _ sem _ _ jrs   Sexe : M ☐ F ☐
Poids de naissance : ……………..g APGAR (1/5/10 min) :……/……/……   PH du cordon :……………..
Transfert Post partum :   SI ☐   S int ☐   Poup ☐
Décès : _ _/_ _/_ _ _ _ _ _H_ _
Aspect à la naissance :
…….

Tension artérielle moyenne à 2h :……………..
Nombre de jours d'hospitalisation :……………… Sortie : ☐ à domicile   ☐ Transfert

BIBLIOGRAPHIE

1. Beaudoin C. État de Santé de la Population Québécoise: Quelques Repères. In: MSSS DGdlSP, editor. Québec: Service de la Surveillance de l'État de Santé, Direction de la Communication du MSSS 2008. p. 29.
2. Beck S. The worldwide incidence of preterm birth: a systematic review of maternal mortality and morbidity. Bull World Health Organ [serial on the Internet]. 2010; 88.
3. Liu S. Rapport sur la santé périnatale au Canada.2008; (2008).
4. Crane J. Traitement prénatal aux corticostéroïdes pour stimuler la maturation foetale. Opinion d'un comité de la SOGC [serial on the Internet]. 2003.
5. Houtzager BA, Hogendoorn SM, Papatsonis DN, Samsom JF, van Geijn HP, Bleker OP, et al. Long-term follow up of children exposed in utero to nifedipine or ritodrine for the management of preterm labour. BJOG. 2006 Mar;113(3):324-31.
6. Ozmen S. Tocolysis for preterm labor. The WHO Reproductive Health Library [serial on the Internet]. 2006; (27-01-2006).
7. Johnson P. Suppression of preterm labour. Current concepts. Drugs. 1993 May;45(5):684-92.
8. David Tchouda S. Épidémiologie et causes de la prématurité2008.
9. Cabrol D. Recommandation pour la pratique clinique : la menace d'accouchement prématuré à membranes intactes. Journal de Gynécologie Obstétrique et Biologie de la Reproduction [serial on the Internet]. 2002; 31(7).
10. Hofmeyr G. Antenatal administration of corticosteroids for women at risk of preterm birth. The WHO Reproductive Health Library [serial on the Internet]. 2009.
11. King JF. Tocolysis and preterm labour. Curr Opin Obstet Gynecol. 2004 Dec;16(6):459-63.
12. Conde-Agudelo A, Romero R, Kusanovic JP. Nifedipine in the management of preterm labor: a systematic review and metaanalysis. Am J Obstet Gynecol. 2011 Feb;204(2):134 e1-20.
13. Bayer. Monographie de l'Adalat XL. Santé Canada; 2010 [updated 19-11-201002-05-2011].
14. Lumbigagnon P. Magnesium sulphate for women at risk of preterm birth for neuroprotection of the fetus. The WHO Reproductive Health Library [serial on the Internet]. 2009.
15. de Heus R, Mulder EJ, Derks JB, Visser GH. The effects of the tocolytics atosiban and nifedipine on fetal movements, heart rate and blood flow. J Matern Fetal Neonatal Med. 2009 Jun;22(6):485-90.
16. Kashanian M, Akbarian AR, Soltanzadeh M. Atosiban and nifedipin for the treatment of preterm labor. Int J Gynaecol Obstet. 2005 Oct;91(1):10-4.
17. Papatsonis DN, Kok JH, van Geijn HP, Bleker OP, Ader HJ, Dekker GA. Neonatal effects of nifedipine and ritodrine for preterm labor. Obstet Gynecol. 2000 Apr;95(4):477-81.
18. FDA. Terbutaline : Label Change. Warning against the use For Treatment of Preterm Labor.: FDA; 2011 [updated 02-17-2011; cited 2011 02-05];

http://www.fda.gov/Safety/MedWatch/SafetyInformation/SafetyAlertsforHumanMedical Products/ucm243843.htm].
19. Monographie de l'Adalat 10 mg [database on the Internet]. CNHIM. 2009 [cited 02-05-2011].
20. Micromedex 2.0 [database on the Internet] [cited 02-05-2011].
21. CPS, Monographie de la nifédipine [database on the Internet]. Association des Pharmaciens du Canada. [cited 02-05-2011].
22. Oei SG. Calcium channel blockers for tocolysis: a review of their role and safety following reports of serious adverse events. Eur J Obstet Gynecol Reprod Biol. 2006 Jun 1;126(2):137-45.
23. Gauthier J. Impact des changements physiologiques sur la pharmacocinétique. . In: Sainte-Justine ÉdC, editor. Grossesse et Médicaments, Guide Thérapeutique. Montréal: Ferreira, E.; 2007. p. 53-66.
24. Eberini I. Pharmacokinetics and pharmacodynamics in the newborn. Vet Res Commun. 2008 Sep;32 Suppl 1:S77-80.
25. Ward RM. Drug disposition in the late preterm ("near-term") newborn. Semin Perinatol. 2006 Feb;30(1):48-51.
26. Blaszak RT, Savage JA, Ellis EN. The use of short-acting nifedipine in pediatric patients with hypertension. J Pediatr. 2001 Jul;139(1):34-7.
27. Silberschmidt AL, Kuhn-Velten WN, Juon AM, Zimmermann R, von Mandach U. Nifedipine concentration in maternal and umbilical cord blood after nifedipine gastrointestinal therapeutic system for tocolysis. BJOG. 2008 Mar;115(4):480-5.
28. Ferguson JE, 2nd, Schutz T, Pershe R, Stevenson DK, Blaschke T. Nifedipine pharmacokinetics during preterm labor tocolysis. Am J Obstet Gynecol. 1989 Dec;161(6 Pt 1):1485-90.
29. How HY, Zafaranchi L, Stella CL, Recht K, Maxwell RA, Sibai BM, et al. Tocolysis in women with preterm labor between 32 0/7 and 34 6/7 weeks of gestation: a randomized controlled pilot study. Am J Obstet Gynecol. 2006 Apr;194(4):976-81.
30. Economy KE, Abuhamad AZ. Calcium channel blockers as tocolytics. Semin Perinatol. 2001 Oct;25(5):264-71.
31. Briggs G. Nifedipine. In: Wilkins LWA, editor. Drugs in Pregnancy and Lactation. Ninth Edition ed. Philadelphia2011. p. 1027-9.
32. Lennestal R, Otterblad Olausson P, Kallen B. Maternal use of antihypertensive drugs in early pregnancy and delivery outcome, notably the presence of congenital heart defects in the infants. Eur J Clin Pharmacol. 2009 Jun;65(6):615-25.
33. Caton AR, Bell EM, Druschel CM, Werler MM, Lin AE, Browne ML, et al. Antihypertensive medication use during pregnancy and the risk of cardiovascular malformations. Hypertension. 2009 Jul;54(1):63-70.
34. Guclu S. Nifedipine therapy for preterm labor: effects on placental, fetal cerebral and atrioventricular Doppler parameters in the first 48 hours. Ultrasound Obstet Gynecol. 2006;27:403-8.
35. Guclu S. The short-term effect of nifedipine tocolysis on placental, fetal cerebral and atrioventricular Doppler waveforms. Ultrasound Obstet Gynecol. 2004;24:761-5.
36. Oei SG, Mol BW, de Kleine MJ, Brolmann HA. Nifedipine versus ritodrine for suppression of preterm labor; a meta-analysis. Acta Obstet Gynecol Scand. 1999 Oct;78(9):783-8.

37. Lyell DJ, Pullen KM, Mannan J, Chitkara U, Druzin ML, Caughey AB, et al. Maintenance nifedipine tocolysis compared with placebo: a randomized controlled trial. Obstet Gynecol. 2008 Dec;112(6):1221-6.
38. van Veen AJ, Pelinck MJ, van Pampus MG, Erwich JJ. Severe hypotension and fetal death due to tocolysis with nifedipine. BJOG. 2005 Apr;112(4):509-10.
39. Bortolus R, Ricci E, Chatenoud L, Parazzini F. Nifedipine administered in pregnancy: effect on the development of children at 18 months. BJOG. 2000 Jun;107(6):792-4.
40. Van De Water M, Kessel ET, De Kleine MJ, Oei SG. Tocolytic effectiveness of nifedipine versus ritodrine and follow-up of newborns: a randomised controlled trial. Acta Obstet Gynecol Scand. 2008;87(3):340-5.
41. Barrington KJ. Hypotension and shock in the preterm infant. Semin Fetal Neonatal Med. 2008 Feb;13(1):16-23.
42. Ibrahim CP. Hypotension in preterm infants. Indian Pediatr. 2008 Apr;45(4):285-94.
43. Evans JR, Lou Short B, Van Meurs K, Cheryl Sachs H. Cardiovascular support in preterm infants. Clin Ther. 2006 Sep;28(9):1366-84.
44. Noori S, Seri I. Pathophysiology of newborn hypotension outside the transitional period. Early Hum Dev. 2005 May;81(5):399-404.
45. Seri I, Noori S. Diagnosis and treatment of neonatal hypotension outside the transitional period. Early Hum Dev. 2005 May;81(5):405-11.
46. Kent AL, Meskell S, Falk MC, Shadbolt B. Normative blood pressure data in non-ventilated premature neonates from 28-36 weeks gestation. Pediatr Nephrol. 2009 Jan;24(1):141-6.
47. Limperopoulos C, Bassan H, Kalish LA, Ringer SA, Eichenwald EC, Walter G, et al. Current definitions of hypotension do not predict abnormal cranial ultrasound findings in preterm infants. Pediatrics. 2007 Nov;120(5):966-77.
48. Cunningham S, Symon AG, Elton RA, Zhu C, McIntosh N. Intra-arterial blood pressure reference ranges, death and morbidity in very low birthweight infants during the first seven days of life. Early Hum Dev. 1999 Dec;56(2-3):151-65.
49. Batton B, Zhu X, Fanaroff J, Kirchner HL, Berlin S, Wilson-Costello D, et al. Blood pressure, anti-hypotensive therapy, and neurodevelopment in extremely preterm infants. J Pediatr. 2009 Mar;154(3):351-7, 7 e1.
50. Short BL, Van Meurs K, Evans JR. Summary proceedings from the cardiology group on cardiovascular instability in preterm infants. Pediatrics. 2006 Mar;117(3 Pt 2):S34-9.
51. Beck S, Wojdyla D, Say L, Betran AP, Merialdi M, Requejo JH, et al. The worldwide incidence of preterm birth: a systematic review of maternal mortality and morbidity. Bull World Health Organ. 2010 Jan;88(1):31-8.
52. Magee LA, von Dadelszen P, Allen VM, Ansermino JM, Audibert F, Barrett J, et al. The Canadian Perinatal Network: a national network focused on threatened preterm birth at 22 to 28 weeks' gestation. J Obstet Gynaecol Can. 2011 Feb;33(2):111-20.
53. Riaz M, Porat R, Brodsky NL, Hurt H. The effects of maternal magnesium sulfate treatment on newborns: a prospective controlled study. J Perinatol. 1998 Nov-Dec;18(6 Pt 1):449-54.

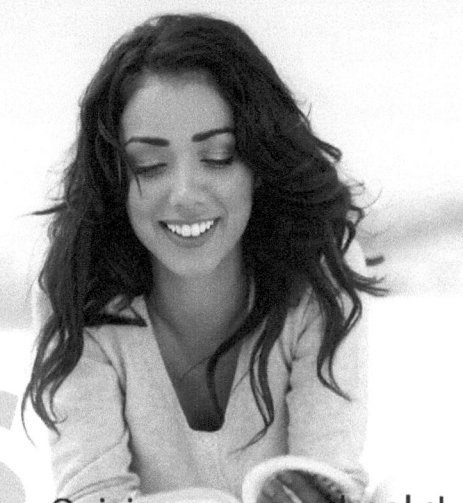

I want morebooks!

Buy your books fast and straightforward online - at one of the world's fastest growing online book stores! Environmentally sound due to Print-on-Demand technologies.

Buy your books online at
www.get-morebooks.com

Achetez vos livres en ligne, vite et bien, sur l'une des librairies en ligne les plus performantes au monde!
En protégeant nos ressources et notre environnement grâce à l'impression à la demande.

La librairie en ligne pour acheter plus vite
www.morebooks.fr

SIA OmniScriptum Publishing
Brivibas gatve 1 97
LV-103 9 Riga, Latvia
Telefax: +371 68620455

info@omniscriptum.com
www.omniscriptum.com

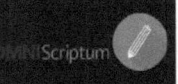

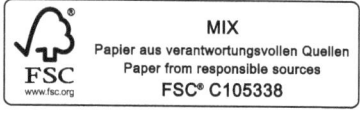

Printed by Books on Demand GmbH, Norderstedt / Germany